全民阅读

中医科普进家庭丛书

总主编 | 何清湖

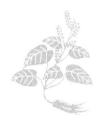

中医说调摄

杨思进 ◎ 主编

U0364058

全国百佳图书出版单位
中国中医药出版社
·北 京·

图书在版编目（CIP）数据

中医说调摄 / 何清湖总主编；杨思进主编 .—北京：
中国中医药出版社，2023.4
（全民阅读 . 中医科普进家庭丛书）
ISBN 978-7-5132-8072-3

Ⅰ . ①中… Ⅱ . ①何… ②杨… Ⅲ . ①中医学—象数
之学—普及读物 Ⅳ . ① R2-05

中国国家版本馆 CIP 数据核字（2023）第 039684 号

中国中医药出版社出版

北京经济技术开发区科创十三街 31 号院二区 8 号楼
邮政编码　100176
传真　010-64405721
河北品睿印刷有限公司印刷
各地新华书店经销

开本 710×1000　1/16　印张 11.5　字数 151 千字
2023 年 4 月第 1 版　2023 年 4 月第 1 次印刷
书号　ISBN 978 - 7 - 5132 - 8072 - 3

定价　39.80 元
网址　www.cptcm.com

服 务 热 线　010-64405510
购 书 热 线　010-89535836
维 权 打 假　010-64405753

微信服务号　zgzyycbs
微商城网址　https://kdt.im/LIdUGr
官 方 微 博　http://e.weibo.com/cptcm
天猫旗舰店网址　https://zgzyycbs.tmall.com

如有印装质量问题请与本社出版部联系（010-64405510）
版权专有　侵权必究

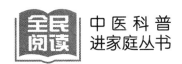中医科普
进家庭丛书

《中医说调摄》
编委会

总主编　何清湖

主　编　杨思进

副主编　陈孟利　刘佳利

编　委　任　维　杨露银　杨浩然　刘　平

　　　　王饶琼　罗　钢　郭伍斌

序 言

　　"中医药学是中华民族的伟大创造，是中国古代科学的瑰宝。""中医药学包含着中华民族几千年的健康养生理念及其实践经验。"中医药学是我国珍贵的文化遗产，是打开中华文明宝库的钥匙，是中华文明得以延续和发展的重要保障，经历了数千年的沉淀与发展，直至今日依然熠熠生辉。中医药学积累了大量宝贵的健康养生理论及技术，如食疗、药疗、传统功法、情志疗法及外治疗法等，这些在我们的日常生活中处处可见，有着广泛的群众基础。

　　2016 年 2 月 26 日，国务院印发《中医药发展战略规划纲要（2016—2030 年）》，其中明确指出："推动中医药进校园、进社区、进乡村、进家庭，将中医药基础知识纳入中小学传统文化、生理卫生课程，同时充分发挥社会组织作用，形成全社会'信中医、爱中医、用中医'的浓厚氛围和共同发展中医药的良好格局。"为了科普中医药知识，促进全民健康，助力"健康中国"建设，中华中医药学会治未病分会组织全国专家学者编撰《全民阅读·中医科普进家庭丛书》。整套丛书包括 10 册，即《中医说本草》《中医说古籍》《中医说孩子》《中医说老人》《中医说女人》《中医说男人》《中医说情绪》《中医说调摄》《中医说养生》《中医说疗法》。我们希望通过《全民阅读·中医科普进家庭丛书》向广大群众传播中医药知识，让老百姓相信中医、热爱中医、使用中医。

　　本套丛书编写的目的是通过"中医说"向老百姓普及中医药文化知识

及养生保健方法，因此在保证科学性与专业性的前提下，将介绍的内容趣味化（通俗易懂）、生活化（贴近实际）、方法化（实用性强）。

1. 科学性：作为科普丛书，科学性是第一要素。中华中医药学会治未病分会委员会组织行业内的知名专家学者编撰本套丛书，并进行反复推敲与审校，确保科普知识的科学性、专业性与权威性。

2. 通俗性：本书在编写过程中肩负着重要的使命，就是如何让深奥的中医药知识科普化，使博大精深的中医药理论妙趣横生，从而能够吸引读者。因此，我们对中医药理论进行反复"咀嚼"与加工，使文字做到简约凝练、通俗易懂。

3. 实用性：本书内容贴近实际，凝练了老百姓日常生活中常遇到的健康问题，重视以具体问题为导向，如小孩磨牙、老年人关节疼痛、女性更年期综合征、男性前列腺问题等，不仅使读者产生共鸣，发现和了解生活中的常见健康问题，同时授之以渔，提供中医药干预思路，做到有方法、实用性强。

总之，《全民阅读·中医科普进家庭丛书》每一分册各具特色，对传播中医药文化、指导老百姓的养生保健有良好的作用。在此特别感谢中华中医药学会治未病分会、湖南中医药大学、湖南医药学院等单位对本套丛书编撰工作的大力支持。对一直关心、关注、支持本套丛书的专家学者表示诚挚的感谢。

由于时间比较仓促，加之编者水平有限，难免存在一些不足之处，恳请广大读者提出宝贵的意见和建议，以便有机会再版时修正。

中华中医药学会治未病分会主任委员

湖南中医药大学教授、博士生导师　何清湖

湖南医药学院院长

2022 年 12 月

天人合一，度百岁乃去

现代化社会带给人们很多便捷，出行方便了，可以日行千里；居住环境变好了，可以实现冬暖夏凉；娱乐项目增多了，丰富了业余生活；信息流通的速度提高了，足不出户即可知天下事。这些古人期盼的事情，生活在现代的我们全都做到了，但美好的现代生活却也让很多人逐渐忘记了生活的本始，生命的真谛。有的人家财万贯，肆意地挥霍着健康；有的人努力工作，为了有更好的生活不得不透支自己的健康。年轻人为了生活努力奔波；中年人为了给孩子一个大好前程努力奋斗。静静地站在马路边，看到的是车水马龙，看到的是一个个匆忙的背影，在这样的忙碌中不免会有很多疾病悄悄找上门来。

健康是人类生存和发展的基础，从古至今，人们都在不停探寻着延年益寿的方法，于是"养生"成了亘古不变的话题。所谓"养"，即保养、调养之意，"生"是生命之意，养生就是指通过各种方法颐养生命、增强体质、预防疾病，从而达到延年益寿的目的。中医养生涉及方方面面，比如情志养生是指通过对心神、情志的调养来增进健康，季节养生是指通过顺应四时之变来合理养生等。中医养生以中医基础理论为指导，遵循阴阳五行生化规律，以多样的方法调摄身心，保持生命健康活力。

本书以中医基础理论为依据，有趣地介绍了中医整体观、阴阳、五行等理论基础，以五脏六腑为生命之本切入数种养生之法。从自然界中的六气在一定条件下转换成六邪的角度，探讨各种致病因素与疾病的关系；分析情志对人体的影响，通过有效的方法来调节情志，以达到促进健康的目的；一年有365天，一天有12时辰（即24小时），中医子午流注对应12时辰，又对应12条经络，每个时辰都有自己的养生方法；通过春夏秋冬的季节之变，分析自然界中的阴阳消长，结合五行基础理论，对应到人的五脏之养，养好五脏，才可让生命有本有根；四季中又有二十四个节气，不同的节气之间都有差异，要根据不同的节气特点更好地去养护身体；不同的环境、生活方式等使得人们拥有不同的体质，每种体质之间既有差别又有相似之处，要辨清体质，做好体质养生。这些内容都会在本书中一一讲到。

　　希望每位读者都能在快节奏的生活中找到适合自己的养生方法，将养生渗透到生活中的细节之处，延年益寿。

杨思进

2022 年 12 月

目　录

第八章　九种体质养生法

第九章　十二时辰养十二经络

第十章　二十四节气养命

第十一章　活到天年，度百岁乃去

第一章
天人合一，中医独特整体观

第一节　什么是中医整体观

西医学是在分析科学的基础上发展起来的，对物理、化学、生物等科学知识进行了系统化应用整合，类似于把人体比作机器，通过不断修理各个零件来达成机器的正常运转。中医学则不同，它独特的整体观具有统一性和完整性，不仅指人体本身的统一性、完整性，也指与自然环境、社会环境的相互影响，将人体看作一个有机整体，中医将这种人体自身具有整体性、内外环境具有协调统一性的观点称为整体观。那它的独特之处何在呢？让我们一起来探索。

第二节　感悟天道，适应自然

感悟天道，天人相应。天与人当如何相应呢？天可以看作我们赖以生存的大自然，自然界中的空气、河流、树木、阳光是我们赖以生存的物质基础。《素问·宝命全形论》说"人能应四时者，天地为之父母"，人与自然规律相通，自然界有一年四季的变化，阴阳消长，人们的生活习惯也会随着一年四季之变而不断地变化。例如，在春天，我们喜欢去踏青，去感受大自然中的阳光雨露；夏天，我们早起晚睡，享受绿荫下浓浓的惬意；秋天，我们在感受丰收的喜悦的同时也时常会感到几分悲凉；冬天，我们早早地睡下，贪恋被窝的温暖，也倾心于皑皑白雪。

中医学强调人与自然的统一。俗话讲"一方水土养育一方人"，《黄帝内经》中也讲道"人以天地之气生，四时之法成"。人是自然界的一部分，

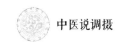

是天地之气、四时之变在孜孜不倦地哺育着人类，人受环境的影响极大，因此在不同的环境中生活就可能造就不同的体质、不同的状态，当然也会有不同的疾病找上门来。

众所周知，我国西南地区的人大多爱吃辣，无论怎样吃辣皮肤依然水润，这是因为四川盆地多有湿寒，吃辣椒能适当抵御湿寒邪气的侵入。如果让这里的人到北方生活，他们一定会觉得北方十分干燥。一位来自北京的朋友某年冬天到重庆出差，他原本以为重庆的温度会高一些，因此仅带了较为单薄的衣物，没想到到了重庆后发现天气不仅十分寒冷，还十分潮湿，晾的衣服都要好几天才能干。这就是大自然的神奇之处。

对于自然的多变，人体会逐渐适应。一个北方的姑娘在江浙一带生活两年之后皮肤变得润滑了；一个南方人在北方适应了冬季有暖气的生活后，回到南方会觉得南方在冬天比北方还冷；一个北方人到南方后因为水土不服去看医生，发现当地医生治疗的用药与家乡的常规用药竟然不同。其实，这些都是不同环境下人体为适应环境而做出的反应。

第三节　人体小天地，五脏六腑要协调一致

自然大天地，人体小天地。在中医整体观中，人体本身就是一个有机的整体，就像大自然中的植物一样，有叶、有干、有花、有根、有枝，叶子负责进行光合作用，不停地输送养分，根是植物的营养器官，负责吸收土壤里面的营养成分，树干负责承托整株植物，树干里的木质部负责运输水及营养以助光合作用和新陈代谢。如果一棵植物没有叶子进行光合作用，那么枝干就会逐渐枯萎，如果根部严重腐烂，整棵植物也会面临死亡。人何尝不是如此，五脏六腑各司其职，相互联系，它们有不同的结构、不同

的形态、不同的功能，但它们相互关联、相互制约，使人体可以实现自我调节与自我适应，它们的默契配合维持着我们的生理平衡，这就是我们的人体。

人体以五脏（肝、心、脾、肺、肾）为中心，配合六腑（胆、小肠、胃、大肠、膀胱、三焦）、形体（筋、脉、肉、皮、骨）、官窍（目、舌、口、鼻、耳、前阴、后阴），通过经络系统的联合作用，构成肝、心、脾、肺、肾五个独立而又相互联系的生理系统。这五个生理系统之间，既相互统一，又相互制约，共同维护生命活动的正常运行，这就是以五脏为中心的"五脏一体观"。

《饮膳正要》说："心为一身之主宰，万事之根本。"心乃君主，主宰人体的生命活动；心主血脉，可推动血液循行于脉中，心脏与脉管相连，形成一个密闭的系统，成为血液循环的枢纽。从西医学角度来说，心脏是全身血液循环的中心，心脏的不断跳动为生命活动提供充足的血液。肺为华盖，在身体中位居最高，可保护体内脏腑、抵御外邪，因此肺又被称为"宰相"；肺主水，肺的宣发和肃降对体内水液输布、运行和排泄具有调节作用；肺主气，司呼吸，一方面可调节全身各脏腑之气，另一方面肺通过一呼一吸吸入自然界的清气，呼出体内的浊气，可实现体内外气体交换。脾主运化，脾脏将水谷化为精微，并将其输送至全身各脏腑，简单来说，脾脏就是营养物质的收纳官，能将营养物质消化、吸收并输布全身。肝主疏泄，调畅气机，可使全身气机畅达，通而不滞，散而不郁，维持情绪稳定。

五脏属里，为阴；六腑属表，为阳。脏与腑相互配合，一脏配一腑，即心与小肠相表里，肺与大肠相表里，肝与胆相表里，脾与胃相表里，肾与膀胱相表里，脏腑相互作用得以维持人体各项功能的正常运转。

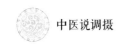

第四节　头痛医脚，见肝知脾

很多人都认为"头痛医头，脚痛医脚"，其实这没有什么错，比如出现头痛会查脑电图、脑部 CT 等头部检查，使用对症的药物可以达到缓解头痛的目的。但是在中医学上，头痛时也会针刺或艾灸脚上的穴位，"头痛医脚"是很常见的事情，而这依据的就是中医整体观了。

《史记》中记载了一个关于汉代名医淳于意的故事。一日，淳于意遇见齐王后的弟弟宋建，对他说："您在过去的四五天里腰胁痛，小便不利，一定要尽快去治疗，否则病当传变到肾，到那时就难治了。"宋建觉得淳于意太神了，自己确实有腰痛、小便不利的毛病，便说："我四五日前下着雨时因逞强搬大石却未能举起，后来的确有腰痛，而且不能小便。"淳于意之所以能知道宋建得了病，是通过观察面色发现的，宋建的太阳区域色泽干涩，两侧肾区及上下部位干枯无光泽，因此可知他患了病。在诊治疾病时，通过观察面色、形体、舌象、脉象等外在的变化，可以了解判断身体内的病变。这是中医学的特色之处，无可替代。

人是一个有机整体，人体某一个局部的病理变化往往就与全身的脏腑气血相关联，同时也会在其他相关地方有所表现，比如眼睛的病变可能是肝血、肝气生理功能失调的原因，经常便秘、脸上爱长痘可能是肺气不足导致的，听力下降可能与肾精不足有关，食欲下降、胃口不好不一定就只是脾胃出了问题，也可能是肝木克脾土所致，等等。《孟子·告子下》说的"有诸内必形诸外"，其实就是这个道理。

各个脏腑之间在生理上协调统一、密切配合，在病机上相互影响，"头痛医脚"在历史的长河中自然有迹可循。例如，《灵枢·终始》记载"病在上者下取之，病在下者高取之，病在头者取之足"，《金匮要略》所言"见肝之病，知肝传脾"指肝对脾运化功能的正常与否起着极为重要的作用，同时与脾的升清功能有密切联系，因为生理上肝主藏血，主疏泄，寄相火，主升主动，而脾居中州，主运化水谷，有生血统血之能，两者密切相关。

第五节　身心协调，健康快乐

在青少年时期我们常常强调要"身心协调"，身体要健康，心理上也应有正确的价值观。在成年人的世界里也是一样的，要努力做到"身心协调"。其实，在中医整体观中认为"身心协调"即"形神统一"。只有形神统一，我们才会"力所从心"，健康快乐地工作生活。

形神一体观就是形体与精神的结合与统一。形体，主要指构成人体的脏腑、经络、五体、官窍，以及精、气、血、津液等，精神其实就是人们的情志、情绪活动。形体、精神各司其职，形体给了我们生命情志活动的依托，但是如果所有的生命情志活动都停止了，形体也会相应地作出变化，因此我们可以认为形是神的藏舍之处，神是形的生命体现，精神不能离开形体而单独存在，有形才会有神，形神相互依托，相互联系，是不可分离的整体。

中医学认为，人的精神情志变化与五脏六腑有关，精神情志活动由五脏精气产生，如果五脏的功能正常，情志活动也不易失调。同样，如果精神情志等活动波动变化较大，脏腑也会受到相应的影响。例如，一个人突发大面积脑梗死，他的意识会变得模糊；如果一个人经常唉声叹气、以泪洗面，他的肝、肺也会相应地出现问题。一位患者，由于家庭原因从小性格内向，不善于交流，大学毕业进入竞争激烈的职场后更是不能适应，渐渐地在单位说话越来越少，情绪低落，长期失眠，虽然长期接受心理治疗，但是作用较小，后来在心理治疗的基础上加上了中医疏肝治疗，不久之后

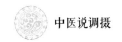

情绪就有所好转。中医学认为"肝为语",肝胆气郁的患者多见沉默少语等情志异常。身体健康的人往往情绪平稳,思维灵活,因此形神统一,方可身心协调。

第二章

阴阳统一，生命不息

第一节　神奇的中医阴阳理论

　　阴阳是事物的属性，比如山的南面植被茂盛，阳光充足，即为阳，相对地山的北面就为阴。有人说，对阴阳的认识最早来源于观天象，是一种对状态和空间的认知。从黄帝时期起，我国历朝历代都有关于阴阳的探讨，随着研究的深入，每一个朝代都对阴阳有了更进一步的了解，逐渐地各个学派都以阴阳为思想理论基础，这在《周易》等古代文献中均有记载。早在春秋战国时期，关于阴阳的学术思想就已经逐渐兴盛，如《老子》说"万物负阴而抱阳，冲气以为和"。与此同时，阴阳观念也为春秋战国时期的医学大家所运用，如《左传·昭公元年》中就载有"天有六气，降生五味，发为五色，徵为五声，淫生六疾。六气曰阴、阳、风、雨、晦、明也……阴淫寒疾，阳淫热疾"。中医理论的发展自然也受阴阳理论的影响，如古人讲"自古通天者，生之本，本于阴阳"。经过历代医学家的不断探索，中医阴阳学说随之诞生并成为中医基础理论之一，是疾病诊断、治疗的基本指导理论之一。

　　阴阳相互对立，简单来讲就是我们常说的"一分为二"。日为阳，月为阴；热为阳，冷为阴。阴阳之间相互对立、相互联系，就像春天的温热抑制了冬天的寒冷，秋天的凉爽抑制了夏天的炎热。《素问·阴阳应象大论》说"阴胜则阳病，阳胜则阴病"，如果阴阳失去对立和制衡，外邪得以侵入人体，脏腑功能、气血运化则都会受到影响。

　　阴阳互为根本，相互依存。《素问·阴阳应象大论》说："阴在内，阳之守也；阳在外，阴之使也。"阴精主内，阳气主外；阴精为阳气固守提供物质基础，阳气为阴精生成给予功能保证。中医学还认为"阴中有阳，阳中有阴"，比如心火（阳）下降于肾，以温肾阳，使肾水（阴）不寒，肾水

（阴）上济于心，以滋心阴，这种现象就可称为"阴阳互藏"。《医贯》说："无阳则阴无以生，无阴则阳无以化。"如果阴阳互藏互根的关系遭到破坏，人就会生病。

阴阳消长是我们最常见的阴阳状态，它代表着阴阳之间的相互运动，也就是阴阳双方不是静止不变的，而是处于不断消减和增加的运动变化之中的。例如，一年四季从冬季寒冷变为春季温暖，再到夏季暑热，天气从寒冷逐渐转暖变热，即是"阳长阴消"的过程；由夏季暑热，到秋季凉爽，再至冬季寒冷，天气由炎热逐渐转凉变寒，这是"阴长阳消"的过程。四时气候变迁，寒暑往来，反映了阴阳消长的过程。自然界的寒热温凉影响着人们的气血之变，五脏六腑在阴阳消长的不断运动变化之中在一定范围之内保持着相对的动态平衡。

阴阳转化是生命平衡的重要条件之一。阴阳在什么时候会转化呢？"物极必反"，当阴阳消长运动发展到一定阶段，极则生变。《素问·阴阳应象大论》认为"重阴必阳，重阳必阴""寒极生热，热极生寒"，比如一个人患了急性热病，出现高热、面红、咳喘等症状，但是同时又会表现为面色苍白、四肢冰冷，这就体现了阴阳之间的相互转化。

阴阳交感，是宇宙生之根本，也是人生之根本。《易传·系辞下》说："天地氤氲，万物化醇；男女媾精，万物化生。"自然界中，天地阴阳二气交感形成云、雾、雷电、雨露，万物得以化生。人类作为宇宙万物之一，同样由天地阴阳之气交感和合而成，因此《黄帝内经》说"天地合气，命之曰人"，大自然中的阴阳不断交互，为人们的基本生命活动提供了基础保障。

阴阳自和，是阴阳与生俱来的本领，也是生命得以维持的基础。"自和"指自动维持和自动恢复协调稳定状态的能力，依靠自身的能力达到"调和"。《淮南子·氾论训》说："天地之气，莫大于和。和者，阴阳调……阴阳相接，乃能成和。"在疾病发生发展过程中，人体阴阳自动恢复协调是使疾病趋于好转的重要条件，如《伤寒论·辨太阳病脉证并治》中就说"阴阳自和者，必自愈"。当然，如果阴阳的自和能力出现问题，疾病就会找上门，严重的还会危及生命。

总而言之，阴阳交感、对立等不同性质从不同角度说明了阴阳之间的相互关联及其运动变化规律。阴阳交感是天地万物化生的基础，在阴阳对立、互根的基础上二者消长、转化，阴阳自和是阴阳自身调和以维持动态平衡的根本。

第二节　人生有形，不离阴阳

《周易》说："一阴一阳谓之道。"万事万物，不管它有多复杂，归根结底，都不过是阴阳的变化。天有阴阳，于是就有了白天与黑夜之分；山有阴阳，于是就有了山阴与山阳之分；人有阴阳，于是就有了男人和女人之分。人生有形，离不开阴阳。

《黄帝内经》说："阴阳者，天地之道也，万物之纲纪，变化之父母，生杀之本始，神明之府也，治病必求于本。"人的形体可根据阴阳进行划分：上部为阳，下部为阴；体表属阳，体内属阴；背为阳，腹为阴；四肢外侧为阳，四肢内侧为阴；五脏属里，为阴；六腑属表，为阳。阴阳蕴藏在身体的每一个部分，肾有肾阴、肾阳，肝有肝阴、肝阳，心有心阴、心阳，脾有脾阴、脾阳，胃有胃阴、胃阳，肺有肺阴、肺阳……

人体的健康有赖于阴阳的平衡。从整个人生来看，阴阳相互调和、制约、转化以维持阴阳平衡，即为"生"，而若阴阳失调就会生病，阴阳之气逐渐减弱，脏腑功能衰弱，即为"老"，当阴阳彻底不平衡的时候，人就失去了生命。人体就像是一个天平，阴阳就像天平上那两个砝码，只有它们重量相当，天平两端才会平衡，一旦阴阳失调，天平向一方倾斜，平衡被

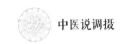

打破了，人就会生病。因此，生之本，本于阴阳，阴阳是人生命之根本，要想健康，就要知阴阳、保阴阳、平衡阴阳。

第三节　何谓阴虚，何谓阳虚

五脏六腑之虚也分阴阳，比如肾虚就有肾阴虚、肾阳虚之分，阴阳性质不同，症状也会有所不同。阴虚简单来讲就是人体内津液不足而导致的阴阳不平衡，而阳虚是指人体阳气虚衰，功能减退或衰弱，代谢活动减慢等病理现象。

我们可以从以下几个方面来更好地区分阳虚和阴虚。

（1）体形

阴虚体质的人往往偏瘦；阳虚体质的人大多偏胖，肌肉往往较为松软。

（2）盗汗

阴虚体质者经常盗汗，也就是晚上睡觉的时候出汗，但醒后汗却不出了；阳虚体质者往往没有盗汗的情况，但会四肢不温，四肢倦怠，畏寒肢冷，特别是在冬天的时候，常常四肢冰凉，连盖厚被子都暖不热。

（3）情志

阳主动，阴主静。阳虚代表能量不足，因此常常出现气短懒语，精神不振，抑郁不欢；阴虚的表现则相反，一般可见精神比较亢奋，睡眠质量差，常常燥热不安。

（4）面色

阴虚的人常可见脸颊红，像涂了腮红一样；阳虚的人则常常面色㿠白无光。

其实，阴虚与阳虚的鉴别十分简单，"阳"代表热的、有能量的、积极的，如果阳虚就是阳气不足，动能不足，相对来说寒则易生，就会使人怕冷，能量不足。反之，"阴"代表冷的、安静的、下降的，如果阴不足，阴不制阳就会生热，人就会出现烦躁、盗汗、脸颊通红等情况。

第四节　冬病夏治，阳中求阴

每年的七八月都有很多医疗机构开展三伏贴的治疗以冬病夏治。冬病夏治是中医疗法中非常受欢迎的一种，其原理在《黄帝内经》中就有过讲解，与中医学阴阳理论密不可分。

冬为阴，夏为阳。"冬病"主要是指好发于冬季或在冬季易加重的以"虚寒"为特征的疾病，由于冬季人体本身阳气不足，再加上外界阴盛阳衰，体内正气不能有效抵御外邪，容易集中感受阴寒之邪，从而诱发慢性咳嗽、哮证、喘证、关节冷痛等疾病，也会导致此类疾病的反复发作或加重。"夏治"是指在夏季三伏时令进行治疗，此时自然界已经达到阳气最旺之时，人体阳气也相对充足，可以通过温补阳气、散寒祛邪、活血通络等中医疗法达到增强人体抵抗病邪能力的目的。除此之外，"夏治"还有助于祛除体内留存的阴寒病邪，以治疗或预防上述冬季易发生或加重的疾病。总而言之，"冬病夏治"就是利用夏季气候炎热、阳气充足的特点，使用中医传统疗法以达到治愈疾病的目的。

在冬病夏治的治疗方法中最常用的就是我们常说的"三伏贴"，是中药穴位敷贴的一种。中医学认为，三伏天是一年中的"阳中之阳"，三伏时将特定的中药敷贴在穴位上透皮给药，可有效疏通经络，调理气血，增强人体抗病邪的能力。西医学研究显示，夏季天气炎热，身体上的毛孔都处于打开的状态，药物敷贴后通过毛孔进入体内可使局部血管扩张，促进血

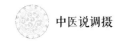

液循环，改善周围组织营养。但一次的敷贴时间不得过长，一般不能超过

8 小时，儿童不能超过 4 小时，如果出现皮肤过敏等情况应立刻停止使用，

或更换药物。

第三章

天有三宝日月星，人有三宝精气神

第一节　天上三宝，地上三宝，人之三宝

说起"三宝"，大家可能想起的是某个地方最具代表性的三种特产，其实真正的"宝"是大自然赋予我们的，且看天上三宝、地上三宝与人之三宝。

1. 天有三宝：日、月、星

日、月、星就是太阳、月亮、星辰，是人类诞生之前就存在了的，看似遥远，却始终抚育着人类。太阳照耀大地，给地球带来生机和活力，提供地球上所有动植物生活所需的阳光和热量；月亮对我们的影响也相当大，它的引力甚至能把海水吸起来，虽然月亮意味着夜晚，但它也照亮了夜晚的路，有了月亮，万物阴阳才可得平衡；星星，有八大行星，从海王星、天王星到金星、水星，它们也时时刻刻影响着我们的生活，我们的祖先就用星星来识别方向，夜空因为有了星星的点缀而更加美丽闪耀。

2. 地有三宝：水、火、风

想要理解地之三宝，先要了解"五行"与"四大"。五行，即金、木、水、火、土，五行学说的起源可追溯到殷商时代。在战国时期，印度诞生了"四大"的概念，即地、火、水、风。随着佛教东渐，"四大"的思想也渐渐被人们熟悉，但是"五行"在我国的基础并未动摇，也可以说：四大构成了小世界，五行构成了大世界。

3. 人有三宝：精、气、神

精、气、神乃人生命存亡之根本，是维持人体生命活动的三大要素。

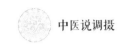

"精"是构成人体、维持人体生命活动的物质基础。精藏于肾，有先天和后天之分。先天之精禀受于父母，起到"生命之根"的作用；后天之精来源于饮食，人体通过不断补充营养物质来维持生命活动。"精"作为构成人体的基础，人的生长、发育、生殖、衰老都离不开它。"气"是物质所在，维持人体生命活动，推动人体脏腑、血液的活动与运行。气有五大作用，即推动、温煦、防御、固摄、气化，能推动精气运行、血液循环，促进人体生长发育，作为热量来源维持人体正常体温，抵御邪气，保持脏腑器官位置的相对稳定。"神"是人体精神意识、思维活动的主导，是真正的生命所在，有神方有所思，方有生命之意义。

天地之三宝与人之生存息息相关，天地三宝滋润着自然界万物，供给着人精、气、神所需的物质。而人体也是一个小天地，人体内部则通过精、气、神的相互滋养、相互助长而繁衍生息、代代相传。

第二节　养精之秘

在很多关于中医学的书籍中都会提到"精"，会指出它对人体非常重要。那么到底什么是"精"呢？"精"又有什么作用？我们应如何养精呢？

1. 何为"精"

精是构成和维持人体生命活动的最基本物质，对人体生命活动具有重要意义，故《素问·金匮真言论》言"夫精者，身之本也"。精，分为先天之精和后天之精。《灵枢·本神》言"是故五脏主藏精者也"，由此可见精贮藏于脏腑、形体、官窍之中。肾脏中所藏为先天之精，是生命的本源；后天之精由脾肺输送至全身脏腑，化为脏腑之精，还有部分后天之精被输送至肾，以充养先天之精，就如《素问·经脉别论》所载："食气入胃，散精于肝，淫气于筋。食气入胃，浊气归心，淫精于脉。脉气流经，经气归于肺，肺朝百脉，输精于皮毛。毛脉合精，行气于腑。腑精神明，留于四脏，气归于权衡。"

2. "精"有何用

众所周知，先天之精最重要的作用就是繁衍生命。先天之精具有遗传功能，父母将生命物质通过生殖之精传给子代。精是生命的本源，生殖之精担负着生命遗传的重任。精还可起到濡养作用，能濡养、滋润五脏六腑及形体官窍。如果先天之精与后天之精充足，各个脏腑之精才会充盈，身体各项功能才能正常运转。若先天禀赋不足，或后天之精生化缺乏，脏腑之精亏损，得不到滋润和濡养，脏腑功能就会减退。有的人生长发育迟缓、性功能减退，导致生育能力下降，这是肾精不足的表现；有的人营养不良，气血衰少，这是脾精不足的缘故。精还有抗邪作用，可抵御外邪入侵。精足则正气盛，元气足，抗邪力强，不易受外邪侵袭。如果精气虚弱，正气不足，抗邪力弱，就易受外邪侵袭。

"精"有三化。第一，精能化气，是气的本源。《素问·阴阳应象大论》说："精化为气。"先天之精可以化生先天之气，即元气，水谷之精可化生谷气，加上肺吸入的自然界的清气可生成宗气，形成一身之气。第二，精能化血，是血液生成的来源之一。《张氏医通·诸血门》说："精不泄，归精于肝而化清血。"肾精充盈，则肝有所养，血有所生。肾藏精，精生髓，髓化血，故精足则血旺，精亏则血虚。第三，精能化神，是神的物质基础。《灵枢·平人绝谷》说："神者，水谷之精气也。"神对精的生成、疏泄具有促进和调控作用，只有精足，才能神全。

3. 如何养精

从我们对于精的了解和剖析来看，养护先天之精的关键在于养护肾脏，

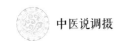

而我们吃下去的食物通过脾胃的消化吸收与输布，其中的精微部分转化为"精"，被输送到各脏腑，因此养护后天之精的关键在于养护脾胃。其实，先天之精与后天之精相互联系，后天之中亦蕴含着先天的成分，因此想要精气足，就要养护好肾脏与脾胃。

第三节 人活一口气

俗话说"人活一口气"，气是构成和维持人体生命活动的基本物质。人以天地之气生，如果没有气，没有呼吸，那么生命也就不复存在了。

气从何而来？一部分气来源于先天之精的化生，这是人体之气的根本和生命活动的原动力；一部分气来源于自然界清气，通过人们的呼吸运动进入人体；还有一部分气来源于水谷精气，经过脾胃的运化而布散全身。

气有元气、宗气、营气、卫气之分，这些不同的气，又分别有哪些作用呢？元气，主要以先天之精为基础，源于肾气，可推动和调节人体的生长发育，调节各个脏腑的功能。宗气，指由呼吸清气与水谷精气化生而聚于胸中之气，我们常常称宗气在胸中积聚之处为"膻中"，宗气主要来源于呼吸和水谷精气，主要作用是推动肺脏的呼吸功能，促进血液循环，对元气也有资助作用。营气，顾名思义，为"营运之气"，指由饮食水谷所化生的精气。《灵枢·邪客》说"营气者，泌其津液，注之于脉，化以为血"，营气化生于血脉之中，为各个脏腑经络提供充足的营养。卫气，从字意来看，即为"防御之气"，卫气主要于运行于肌表，在人体表面形成一副坚实的"盔甲"，具有保护人体、抵御外邪的作用。四大气相互联系，相互依托，共同撑起整个生命活动，如《类经·摄生类》所说"人之有生，全赖此气"。气足时，人体才会维持相对恒定的体温，比如《难经·二十二难》说"气主煦之"，气足时，人体的精、血、津液才能维持其正常的运行、输布与排泄。气足时，邪气不易侵入人体，即便侵入也不易发病，即使发病也易于治愈，《素问·刺法论》所说的"正气存内，邪不可干"就是这个道理。

气是无时无刻不在运动的，气的运动称为气机，我们一般将气机分为升、降、出、入四种。气的升降出入是人体生命活动的根本，一旦停息就意味着生命活动的终止。《素问·六微旨大论》说："出入废则神机化灭，升降息则气立孤危。故非出入，则无以生长壮老已；非升降，则无以生长化收藏。是以升降出入，无器不有。"如果气的运动正常，我们称之为"气机调畅"，如果气的运动紊乱，我们称之为"气机失调"，包括"气滞""气闭""气脱""气逆""气陷"等，任何一种气机失调都会对脏腑功能造成影响，因此《素问·举痛论》说"百病生于气也"。

如何养气？养气在于维持气机的运行平衡，首先要保持肺脏的功能状态正常，其次要保护水谷精微的运化功能正常。我国传统锻炼养生方法都非常注重对"气"运行的养护，比如"运气""练气"等，我们常见的太极拳、八段锦等都是如此，在闲暇时练一练是养气的不错选择。

第四节　活得"神"采奕奕

生活需要有精神，生活需要精彩，而这大多与"神"有关。神主要指的是一种活动的表现，这种表现主要是人们活动的一种动象，包括形色、眼神、言谈、表情、应答、举止等方面，也指意识、思维、情志等精神活动。《黄帝内经》中有这样的表述，"黄帝曰：何者为神？岐伯曰：血气已和，荣卫已通，五脏已成，神气舍心，魂魄毕具，乃成为人"，可见，神是人体生命的根本。

其一，神对人体生命活动具有重要的调节作用，是人体生理活动和心理活动的主宰，也是生命力的体现。《素问·灵兰秘典论》说："心者，君主之官也，神明出焉。"人体的呼吸运动、气血运行、消化吸收等都受到神的统帅和调节。其二，神主宰我们的意识、思维、情志等精神活动，是人体生命存在的意义所在。《类经·疾病类》说："心为五脏六腑之大主，而总统魂魄，兼赅意志。"神的功能正常发挥，人们才会意识清晰、思维敏捷、情志正常。相反，如果神的生理功能异常，就会出现思维迟钝、失眠多梦、情志异常，严重时会导致痴呆、癫狂等。其三，神能调节精气血津液，虽然神由精、气、血、津液等物质所产生，但是《类经·摄生类》说"虽神由精气而生，然所以统驭精气而为运用之主者，则又在吾心之神"，神对它们的生成、运行等都具有统领、调节作用。

所以，养"神"应做到以下两点。第一，养身体之神，顺应自然阴阳四时之变，遵循五脏六腑养生之原则；第二，养情志之神，宠辱不惊，心态平和，不以物喜，不以己悲，调和喜怒，安心处世。正如《灵枢·本神》所说："智者之养生也，必顺四时而适寒暑，和喜怒而安居处，节阴阳而调刚柔，如是则僻邪不至，长生久视。"

养好神，方得养生之道。

第五节　趣说三宝

宝，指珍贵的事物，除了天、地、人之三宝，《道德经》也指出了大自然中的各种三宝，比如运有三宝时势气，海有三宝龙鱼藻，山有三宝仙雾林……

运有三宝时势气。我们常说，天时、地利、人和是最佳的时机。运之三宝，一为时，时指天时，主要代表时间和天气，就像《三国演义》中诸葛亮利用天气草船借箭就是得了天时。二为势，一般指当下的形势、社会大环境，历史上每一个朝代的更替，除了开国皇帝自己的雄才伟略之外都少不了外在环境形势的帮助。三为气，在这里，气除了代表自身的能力之外，还有代表外在偶然运气的存在。

海有三宝龙鱼藻。相传龙是一种动物，居住在海里，可以吞云吐雾，纵横天下，也可以呼风唤雨，造福人民。因此，千秋万代，都对龙充满了崇高的敬仰，古人将其视为"宝"。"鱼"有年年有余的意思，不仅可以饱腹，还有较好的寓意。"藻"主要指海里的水草、珊瑚、海带等植物，寓意吉祥。

山有三宝仙雾林。古人认为有山的地方就有仙人，古代道家、佛家、儒家的思想深入人心，这些哲学大家往往善于养生，居住于青山绿水之地，造福当地百姓，也可视为"仙"，承载着人们对于美好和延年益寿的一种期盼。"雾"是山的一种特性，诗词中也写道"雾锁山头"，雾是由于大气里的湿气由地球表面蒸发，上升并冷凝后形成的，山林中湿度较大，雾气形成条件充足，山与雾相连，再加上满山绿葱葱的树林，就形成了一幅仙境般的画面。

第四章
春夏秋冬，四季化生

第一节　春生夏长，秋收冬藏

春、夏、秋、冬四个季节又被称为"四时"，顺时养生是现代中医养生理念中的核心思想之一。何为顺时养生？就是顺应一年四季的变化来养生。所谓"春生夏长，秋收冬藏"，就是四季阴阳消长变化造成的一年中春、夏、秋、冬四时寒热温凉的变化。冬至阳生，由春到夏是阳长阴消的过程，所以有春之温，夏之热；夏至阴生，由秋至冬是阴长阳消的过程，所以有秋之凉，冬之寒。

1. 春生，春之温

冬至过后，就意味着春季逐渐到来，静谧的世界开始蠢蠢欲动，天气由寒转温，草木生发萌芽，到春三月，自然是万物复苏，一派生机盎然的景色。《黄帝内经》中有过一段关于春天的描述："春三月，此谓发陈，天地俱生，万物以荣……"自冬至以后，自然界中的阳气逐渐开始生长，自然界中的万物随着阳气的生长逐渐探出头来，但是阳气的生长并不意味着气温一定会逐渐升高，在初春时会有乍暖还寒的时刻，李清照就在《声声慢·寻寻觅觅》中写道："乍暖还寒时候，最难将息。三杯两盏淡酒，怎敌他、晚来风急！"春季气候由寒变暖逐渐更替，"多风"也是春季气候的一个主要特点。总之，在农历正月至三月的春季里，自然界万物回春，生机勃勃。

2. 夏长，夏之热

温柔的春季过去，就迎来了热情的夏季。生后而长之，春生之后便是夏长，夏季天地间气的运动明显增加，处于"长"的状态，所有动植物的

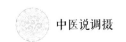

生命力都到达了最强的时候，草木葱葱郁郁，江河汹涌奔流。《黄帝内经》中是这样描述夏季的："夏三月，此谓蕃秀，天地气交，万物华实……"看似一幅美妙绝伦的画卷，实则也有些许的瑕疵。夏季天气炎热，阳气旺盛，人体的消耗也相对增大，往往容易出现大量汗出、疲乏、情绪烦躁、注意力不集中等情况，因此在农历四月至六月的夏季里应顺应自然的变化，在欣赏夏季美景的同时，也要将自己的身体调养到最佳状态。

3. 秋收，秋之凉

炎热的夏季过去了，迎来的是凉爽的秋季。秋季是阳气逐渐收敛的季节，自然界的阳气会由疏泄、发散转为收敛、闭藏，自然界也会逐渐呈现萧条之态，草木凋零，落叶满地，自然景象因万物成熟而平定收敛，如《黄帝内经》中写道："秋三月，此谓容平。天气以急，地气以明……"秋季开始变得干燥、少雨、凉爽、寒冷，此时天高风急，地气清肃，人也会随着秋季的到来发生变化，体内的阳气会逐渐收敛，体表的热量会逐渐减少，到深秋时节，人们会感到越来越冷，因此在农历七月至九月的秋季里，当宁心静气，不为萧条而悲忧。

4. 冬藏，冬之寒

凉爽的秋季也悄悄地走了，严寒的冬季随之而来。寒冷是冬季的主旋律，自然界草木凋零，雨雪纷飞，水寒成冰，多种动物进入了冬眠阶段。《黄帝内经》中对于冬季的描述恰到好处："冬三月，此谓闭藏，水冰地坼，无扰乎阳……"冬天，是万物生机潜伏，万物蛰藏的时令。冬季阴气极盛，阳气闭藏于内，因此在农历十月至十二月的冬季里，当调神收敛，赏这万里冰封。

每个季节都有不同的养生方式，四时之变对应体内五脏之养。俗话说"知彼知己，百战不殆"，想要做好养生，先要从了解每一个季节开始，根据不同的季节特征选择更有效的养生方式。接下来，让我们来看一下在每个季节应如何养生。

第二节　春季养生

"百草发芽，百病发作"，春季是阳气生发的季节，常常时寒时暖，天气变化不定，所以也是疾病的好发季节。

1. 知春季——气候特点

俗话说"春天孩儿脸，气候常多变"，春气内应肝，阳气升发，肝气、肝火易随春气上升，而肝阳旺盛易导致高血压、眩晕、肝炎等疾病。春季是冬夏季风转换交替的季节，太平洋的暖流与西伯利亚的寒流于此时交汇，使得冷暖气流争雄，导致天气变化无常。春季降水天数和降水量都有显著增加，春雨利于农作物的生长，但是连绵阴雨、温度低、日照少、湿度大的气候环境对人体健康十分不利，不稳定的气候会令敏感体质的人群不能快速适应环境变化，诱发过敏性鼻炎、哮喘等疾病。养生之计在于春，在春季养好可以为一年的健康打下坚实的基础。

2. 探春季——对"症"来养

（1）春困之"症"

民间有句话说："春困秋乏夏打盹，睡不醒的冬三月。"在这万物复苏的季节，为什么会有困意呢？西医学认为春困是季节更替给人们带来的一种生理上的客观反应，人体内血液量是一定的，在冬天毛孔收缩，加之活动量小，供给大脑的血液就比较充足，但是到了春天后，天气转暖，人们的毛孔逐渐张开，活动量也增大，血液循环加快，供给大脑的血液就会相

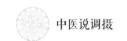

对少一些，所以人就容易犯困。中医学认为，春困是因为在冬天没有得到充足的休息导致精气不足，到了春天阳气逐渐生发，精气储存量少导致不能完全输出春天所需要的能量，于是出现了春困，与季节气候无明显相关。

如何缓解春困呢？既然春天容易困倦，那就应该补足睡眠。给自己选一个舒适的枕头，充分为颈部肌肉减压，也可以随性地摆一个"大"字的睡姿，使全身进入放松的状态。注意培养规律的睡眠习惯，在晚上11点之前入睡，充足的睡眠会使体内各个脏腑得到充分的休整。在睡觉前可以通过喝一杯牛奶、泡一泡脚来提升整晚的睡眠质量。

（2）过敏之"症"

常常听到有人抱怨自己一到春季就过敏，动不动就会脸红。春天气温忽高忽低，花粉飞扬，这时候皮脂分泌旺盛，容易发生花粉过敏或引起皮炎，特别是过敏体质的人，不可避免地会通过鼻腔吸入或身体接触到随着空气流动漂浮的花粉，严重的还会诱发胸闷、哮喘等疾病，加上空气时冷时热，过敏性鼻炎非常容易趁机找上门来。这些过敏症状常常会给生活和工作造成一定的影响，所以预防过敏刻不容缓。

预防过敏的首要方法是尽量避免接触过敏原，春季尽量减少外出，对花粉过敏的人群最好不要到树木花草多的公园或野外游玩。遇大风天气可关闭门窗，进行户外活动时应佩戴口罩以阻挡易引起过敏的物质。应根据春天气温的变化合理增减衣物，一旦出现过敏的症状，应及时就医治疗，以免诱发更严重的疾病。

（3）上呼吸道感染

上呼吸道感染是鼻腔、咽或喉部急性炎症的总称，包括普通感冒、病毒性咽炎、喉炎、疱疹性咽峡炎、细菌性咽炎、细菌性扁桃体炎等，但在狭义上又可仅指普通感冒，是最常见的急性呼吸道感染性疾病，春季发病较多。

在春天经常感冒发烧的人群要坚持进行适度、有规律的运动锻炼，提高免疫力。要保持良好的生活起居习惯，早睡早起，室内常通风换气，可在家中摆放绿植。要注意个人卫生，勤洗手，不要着凉、淋雨等，根据天气变化及时增减衣物。

（4）心脑血管疾病

春季随着天气转暖，人们的户外活动增多，心肌耗氧量也随之增加，加之春季温差较大，气候多变，对血管收缩、舒张的调节要求较高，往往容易诱发心脑血管疾病，如高血压、冠心病、心肌梗死、脑梗死等。

预防心脑血管疾病的发生，首先要根据气温变化适时增减衣物，居室保持适宜的温度，避免忽冷忽热，减少血压波动，降低心绞痛发作的可能。可进行适当的体育锻炼，提高心脏活动耐量，但运动量应因人而异，雾霾天应避免室外活动。饮食要清淡一些，多吃纤维素含量高的食物，保持排便通畅（便秘是心绞痛的诱因之一）。有心脑血管疾病史的人群不能随意停药，外出时要随身携带急救药物，一旦出现胸闷、胸痛等不适症状，应及时就诊。

3. 养春季——主养肝脏

春天为何宜养肝？从五行来看，肝属木，应于春，根据五脏对应五季来看，春天对应肝，顺应大自然的发展规律，肝就像春天的树木，喜欢条达疏畅，充满生机，与自然界的春天之气相应，因此养肝是春季养生的主旋律。

《素问·灵兰秘典论》讲道："肝者，将军之官，谋虑出焉。"清代医学家周学海在《读医随笔》中说"医者善于调肝，乃善治百病"，可见肝脏在五脏六腑中具有重要作用。肝主疏泄，主要表现在调畅全身气机、调节精神情志、维持气血运行、调节水液代谢等方面。若肝的疏泄功能失常，就会引起肝气郁滞，从而诱发一系列疾病。《灵枢·本神》讲道"肝藏血，血舍魂"，中医学认为心主血、肝藏血，肝能够贮藏一定的血液以供人体活动

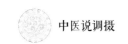

所需，促进气血运行，滋养体内各个脏腑。中医学称肝为"将军"，它的性格是所向披靡、一往无前的，所以我们要根据肝的性格来养生。

（1）初春萌动，养肝要先动

春天是运动的季节，小草扭扭腰动起来，河流哗啦啦动起来，人也应当动起来。春暖花开之际，正是运动好时节，既可以补充在冬日里消耗的阳气，又可以储存津液以供夏季使用。春日养肝，可以做哪些小运动呢？

其一，伸个懒腰动一动。伸懒腰就能疏肝气，中医学讲"人卧血归于肝"，早上起床后伸个懒腰，血液流动加快，可迅速滋养各个脏腑。经过一个冬天的蜷缩，春天就来做一做舒服的伸展运动吧。

其二，练习八段锦第七式——"攒拳怒目增气力"。第七式是八段锦中调理肝脏功能的段式，主要作用为疏理肝气，也可强筋健骨。动作口令：左脚向左跨出一大步，双手轻轻握拳，呈下垂姿势，然后掌心向上，提至腰间。先将左拳向前推出，拳心向下，同时呈马步下蹲，右拳微微向后拉。缓缓将左拳收回到腰间，双手置于两侧腰际，缓缓站起，双手慢慢放下并松开双拳。双手腕交叉放在小腹前，从下向上提拉到头顶，眼睛看向双手。双手从上往下向左、右两侧画大圆圈后缓缓放下。在练习的过程中配合吐纳，可起到更显著的效果。

其三，运目养肝。肝开窍于目，春天养肝先养目。春天是结膜炎等眼部疾病的高发季节，因此养目必不可少。用眼 40 ～ 50 分钟后，可坐在原地，闭上眼睛，顺时针、逆时针相互切换地转动眼球。可按摩眼周穴位（睛明穴、四白穴等），促进眼部的血液循环。看远处、看绿色也是很好的运目方法，可站在高处向远处眺望，尽量多看绿意盎然的自然植物，以缓解视物疲劳的现象。

其四，梳头功。《养生论》说"春三月，每朝梳头一二百下"，清晨起床，梳头为先是古代养生家提倡的养生之道。梳头功将梳头与运气相结合，不仅养肝，更养气。功法步骤：正身站立，两脚分开，与肩同宽，两膝稍屈，含胸拔背，沉肩垂手，两眼睁开，平视前方，全身放松，平定情绪，排除杂念，意守腹部丹田。入静放松，两手缓缓上提，两掌心轻按前额，稍用力向下，经鼻口轻擦至下颌，再转向头后颈部，往上轻擦过头顶，回到前额，共按摩 36 次，第 1 次用力宜轻，之后逐渐加重。两手十指屈成自然弓形，自前额发际开始，经头顶向后，至颈后为止，轻抓头皮。然后以头部前后正中线为中心，两手逐渐向两边移开，同时轻抓头皮，至两耳上部结束，共按摩 36 次，第 1 次用力宜轻，之后逐渐加重。十指屈弓，左右手各过头顶，分别从对侧耳的上部发际开始，经头顶至同侧耳上部为止，轻抓头皮。然后以两耳经头顶的连线为中心，左手向前，右手向后，逐渐分开，同时轻抓头皮，至前后发际尽为止，共抓 36 次，开始用力宜轻，之后逐渐加重。最后用手掌轻擦，两掌心贴头面，自前额开始，擦至下颌后，再翻向头后颈部，经头顶至前额止，共按摩 36 次，第 1 次用力稍重，之后逐渐减轻，慢慢收功。

（2）初春食长，养肝先要吃好

在阳气生发的春天，人体的新陈代谢也会随之加快，这时就需要食物来助力。春天以青色为主，可选取与春天接近的颜色的食物。《摄生消息论》中记载"当春之时，食味宜减酸益甘，以养脾气……饮酒不可过多，米面团饼不可多食，致伤脾胃，难以消化"，在春季养肝的同时也要注意健脾和胃。适合春季的养生食物有韭菜、荠菜、菠菜、香椿、西蓝花、胡萝卜、南瓜、鲫鱼等。

食谱一：香椿炒山药。

食材：山药 450 克，香椿 50 克，葱花适量。

烹饪方法：山药去皮，洗干净后切成 1～2 厘米厚的片。香椿除去茎部，切成末。山药焯水，断生捞出。锅中注油烧热，下入葱花、香椿末爆香，加入山药、盐、味精炒匀，最后淋入香油即可食用。

功效：行气理血，提高免疫力。

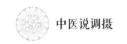

食谱二：韭菜炒河虾。

食材：小河虾 300 克，韭菜 200 克，黄酒适量。

烹饪方法：将韭菜、小河虾洗净滤水晾干，韭菜晾干后切段。小火烧锅，锅热后倒入食用油，把处理好的河虾放入油锅中，炸红，一般炸三五分钟，小河虾稍稍变色，虾壳爽脆即可。放小半勺盐和黄酒去腥调味，将河虾捞出。韭菜下油锅炒熟，加少许盐，再加入炒熟的小河虾翻炒 5 分钟即可。

功效：疏理肝气，增进食欲。

食谱三：胡萝卜青椒虾仁。

食材：胡萝卜 30 克，虾仁 250 克，青椒 1 个，生姜、大蒜适量。

烹饪方法：把虾仁从冰箱冷冻层中取出，放入清水中缓开，也可以购买鲜虾仁，但需要浸泡清洗干净。胡萝卜洗干净后切成薄片，生姜也切成薄片，青椒撕成小块，大蒜切成末，生姜切片。油热后入蒜末、姜片炒出香味，加入虾仁，滴入几滴白酒后翻炒，再放入准备好的胡萝卜、青椒一起翻炒均匀，最后调入适量盐、少量味精提味，即可出锅食用。

功效：清肝明目，补充维生素。

（3）阳光渐好，养肝穴位不可少

随着春天阳光的不断温煦，人们的生活起居也逐渐适应着气候的变化，加入一些养肝穴位的按摩会让养肝事半功倍。中医学认为，人的五脏六腑对应着十二条经络，通过调理肝经来养肝是非常有效的养生方法。

穴位一：太冲穴，出气之穴。

有人说"太冲穴"是人体的出气筒，因为它是肝经的重要穴位，能够高效地遣散肝气、肝火，所以通过按揉太冲穴可以把人体郁结之气排出去，有疏肝理气之良效。太冲穴位于足背侧，第 1、2 跖骨结合部之前的凹陷处，以手指沿足大趾、次趾夹缝向上移压，至能感觉到动脉应手处即是太冲穴，可疏肝理气，还可缓解目赤肿痛。每天晚上用拇指腹点按该穴 5 ～ 8 分钟即可，按压力度以有酸胀痛感为宜。

穴位二：行间穴，降火之穴。

《类经图翼》说："泻行间火而热自清，木气自下。"由此可见，行间穴乃降肝火之大穴，春季通过按摩、点刺行间穴可巧妙地降肝火。行间穴位于足背侧第1、2趾间，趾蹼缘后方赤白肉际处，可疏肝解怒，祛肝火。可用拇指尖按压行间穴5秒，压到有酸感后休息5秒再按压，共按压20次。

穴位三：期门穴，排毒之穴。

期门穴是肝经的募穴，我们都知道肝脏是全身最大的解毒器官，而期门穴就是助肝解毒的重要穴位。期门意指天之中部的水湿之气由此输入肝经，位于胸部第6肋间隙，前正中线旁开4寸，有疏肝健脾、护肝排毒、理气活血的作用，可每天以拇指或者食指按揉期门2次，每次200下。

穴位的作用自有神奇之处，除了按摩以外，还可在专业医生的指导下进行针刺、艾灸等其他中医传统技术诊疗。

4. 暖春季——健康锦囊

（1）春日洗浴，升阳又固脱

初春是生长的季节，春天随着气温的升高，人体阳气的升发逐渐增强，但是春季病毒细菌也相对较为活跃，皮肤是人体的第一道防线，通过沐浴使皮肤保持清洁，可增强皮肤防御功能，提高人体抵抗病邪的能力。春季沐浴有讲究，泡澡时应使用温水，不宜过热，因为水温过高可使毛孔开泄过度，损耗阳气。春季养生要注意疏肝理气，可在泡澡水中加入陈皮、玫瑰花、薄荷等。

（2）春日泡脚，春寒不来找

俗话讲"春寒料峭，脚冷病到"。都说寒从脚生，初春时节，乍暖还寒，双脚是离心脏最远的地方，君主之心对于双脚的血液供应相对较少，而脚自身又没有过多的脂肪层来保护，因此双脚便成了寒气与病邪侵入的

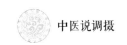

捷径。热水泡脚能使血管扩张，血流加速，增加脚部供血，提高抵抗力。

（3）春日踏青，身心都健康

大家可能听说过"森林浴"，在阳气生发的春日里，树木散发出来的芳香空气可以增强人体的正气，具有杀菌作用，有助于达到祛病抗邪的目的。那么"洗森林浴"一定要去森林里吗？其实选择树木旺盛的地方，比如公园、植物园等，就可以达到"洗森林浴"的目的。当我们在漫步在大自然的原生世界中时，四肢及五脏六腑等都会进行有韵律的活动，这一刻我们可以忘掉周围的一切，在幽静的环境中，身体和情绪都能得到有效的改善。

（4）初春御寒，"春捂"不可少

孙思邈说"春天不可薄衣，令人伤寒、霍乱、食不消、头痛"，从古至今许多养生家都十分重视"春捂"。由于初春气候多变，早晚温差较大，且常有寒潮来袭，再加上初春人体代谢功能较弱，不能迅速调节体温，对外邪的抵抗能力较弱，极易感受风寒，因此初春时节穿衣提倡"下装厚，上装薄"，不要突减衣物，应根据气候寒热变化随时添减，这样可以安然度过初春。

第三节　夏季养生

"接天莲叶无穷碧，映日荷花别样红""黑云翻墨未遮山，白雨跳珠乱入船""蝉噪林逾静，鸟鸣山更幽"……诗词中的夏季总有不同的风景，有花，有水，有船，有雷，有雨。这就是夏季，各种植物竞相生长绽放，是万物繁荣秀丽的季节。

1. 知夏季——气候特点

立夏之后，自然界的阳气也繁荣生长。此时，白昼渐长，夜晚渐短，天气日渐炎热，植物逐渐茂盛。农历六月以后，气温进一步升高，昼夜温差缩小，降雨量大而集中，中医学常将农历六月称为"长夏"。总体来看，夏季可简单地用气温高、雷雨多、湿度大来形容，无论是哪种气候特点，夏季都是一个让人不省心的季节，炎热和潮湿更是人体的两大天敌，因此只有更好地养益身心，安然度夏，才能尽情地欣赏这夏季的繁花美景。

2. 探夏季——对"症"来养

（1）暑热之"症"

什么是中暑？西医学是这样定义的：中暑是指长时间在高温或高湿环境下，体温调节中枢功能障碍，汗腺功能衰竭，水、电解质丢失过多而引起的以中枢神经和（或）心血管功能障碍为主要表现的急性疾病。中医学认为，中暑是天气炎热，湿气盛行，湿热邪气侵入人体，导致气阴两伤造成的。中暑初期常以发热、头晕、烦渴、疲倦、少汗为首发症状，如果不及时治疗，会继发高热、抽搐、四肢厥冷，甚至死亡。

中暑的预防主要在于远离高温环境，避免长时间在高温环境下工作，从事高温工作的人群要注意防暑，衣着穿戴要宽松舒适，穿浅色衣服，多在阴凉通风的地方休息，也可将清凉油涂在额头上，配合饮用含钾、钠、钙、镁等的饮品及时补液，做好预防。

如果有中暑的征兆，应尽快把患者移到阴凉处，解开衣领，保证患者呼吸通畅，如有条件可用毛巾浸温水后敷脐腹部，口服十滴水或藿香正气散，同时要尽快到医院就诊，以免耽误病情。

（2）腹泻之"症"

由于夏季暑热外蒸，很多人贪图凉爽而洗冷水澡、吃冷饮，另外夏季夜市烧烤较多，加之此时人体肠胃功能薄弱，饮食不当很容易引起急性胃肠炎、细菌性痢疾、消化不良等疾病，而这些疾病有一个相同的症状——腹泻。

预防之法：注意饮食卫生，严防病从口入，不吃不干净或腐败变质的

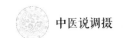

食品，做好餐具清洗、消毒工作，坚持饭前便后洗手，避免病菌入口。不可贪恋冷饮，尤其是运动出汗后，饮冷饮会使胃肠道的防御功能下降，诱发腹泻。注意腹部保暖，以防受凉腹泻，夏季昼夜温差较大，后半夜气温下降，腹部易着凉，导致腹痛腹泻。

3. 养夏季——主养心

夏天为何宜养心？根据中医五行学说，夏季属火，对应的脏为心。夏主火，内应于心，养心是夏季保健的一大关键点。《养生论》强调，夏季"更宜调息静心，常如冰雪在心，炎热亦于吾心少减，不可以热为热，更生热矣"，注重养心才可安然度过夏季。

《黄帝内经》记载"心者，君主之官。神明出焉……故主明则下安……主不明则十二官危"，君主是古代国家君王的称谓，是一个国家的最高统治者，把心称为君主，可见心在五脏六腑中的重要性。心脏是血液循环的动力器官，它推动血液在脉管中有序地运行，不辞辛苦地维护各脏腑器官的活动。心藏神，包括人的精神、意识、思维，以及各个脏腑的喜、怒、忧、思、悲、恐、惊在内的各种情志思维活动，都与心的功能相关。对人体而言，无论是生理运转还是情志之变，都与心脏息息相关。

夏日炎热，养心先祛火。夏天由于气温高，热气如果不能很好地散发，就会积聚于体内，出现口腔溃疡、小便赤黄、大便干结等症状，也就是我们常说的"上火"了，因此养心要先祛火。

（1）运动除心火

八段锦第五式"摇头摆尾去心火"可使心经脉气开通，有效除心火。动作要领：左脚横跨一大步，两手轻轻下垂，呈握拳姿势。半蹲马步，身体坐正。掌心向下放置于膝盖上方约15厘米处。身体重心向上稍升起，而后右移，上体先向右倾，随之俯身，目视右脚。身体重心左移，同时上体由右向前、向左旋转，目视右脚。身体重心右移，成马步，同时头向后摇，上体立起，随之下颌微收，目视前方。

腋窝处有极泉穴，拍腋窝也可除心火。"极"，高大之意；"泉"，指水泉。极泉穴的名字听来就有一种凉爽的感觉。拍打方法：左手上举，手掌向上，用右手掌拍打左腋下，再上提右手，用左手掌拍打右腋下，每次拍打 30 ～ 50 下，共 5 次。

除了上述方式以外，打太极拳、慢跑等也是不错的运动选择。那么在夏天运动需要注意哪些问题呢？

第一，掌握运动时间。夏季阳光刺眼，如果在强烈的阳光下运动容易导致中暑，因此最好将运动时间安排在早上或下午 5 点以后，早上太阳刚刚升起，阳光还不是那么刺眼，并且早晨的空气更加清新，下午 5 点以后太阳逐渐落山，阳光在此时比较温和，气温也在逐渐下降，此时伴着夕阳散步奔跑不失为一件美事。

第二，掌握运动强度。在夏季运动一定要从低运动量开始，先让身体慢慢地适应外界的温度，避免剧烈运动，一方面剧烈运动容易过快地消耗体力，另一方面剧烈的动作容易超出肌肉负荷造成一定的损伤。另外，在运动的过程中，炎热的天气和大量汗出都会消耗体内的水分，因此及时补充水分也十分关键。

第三，掌握运动穿着。在天气炎热的夏天，运动时应穿柔软的、透气性好的衣物，最好选择专用的夏季户外运动服饰。

第四，掌握运动后的防暑技巧。夏季运动之后，有许多需要注意的地方。其一，不要洗冷水澡，因为洗冷水澡会令皮肤受到过强的冷刺激，导致毛细血管骤然收缩，不利于体热的散发，反而使人感到热不可耐，应当用温水冲洗掉身上的汗液，洗澡后立即穿好衣服。其二，运动后不要喝冷饮，过冷的食物进入胃肠，会使胃肠功能下降，进而引发腹泻。

（2）宁神静气，调理心气

俗话说"心静自然凉"，夏季养心，以调畅情志为先，应保持淡泊宁静

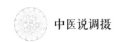

的心境，处事不惊，凡事顺其自然，静养勿躁。在现代生活中，繁重的生活压力甚至让我们没有喘息的机会，再加上夏季酷暑难耐，遇到事情很容易烦躁不安，甚至一件微不足道的小事就可以成为脾气爆发的导火线，因此调摄情志对于养心来说非常重要。培养一个自己的爱好，比如专注于读书，研究一本古籍，学会下棋，认真地钻研一种乐器等，在做这些事时，不仅能保持思维的高度集中，忘却烦恼，还能提升自我修为及各种能力。

（3）食疗降火

能够清心火的食物一般味道都比较苦。中医学认为，苦味入心，夏季少量食苦可泻心火，包括苦瓜、百合、荷叶、芹菜、莴苣等，但是苦寒伤胃，脾胃虚寒的人群不宜过食苦味食物。

食谱一：粳米荷叶粥。

食材：粳米 100 克，鲜荷叶 30 克，冰糖适量。

烹饪方法：将粳米洗净，加水、冰糖煮成粥，将鲜荷叶洗净撕成小片覆盖在粥上，焖约 15 分钟，揭去荷叶，可以看到粥成淡绿色，出锅即可食用。

功效：清热解暑，养心祛火。

食谱二：凉拌苦瓜。

食材：苦瓜 1 根，蒜适量。

烹饪方法：把苦瓜切成薄片用少许盐泡一下，腌制到出水即可，倒掉多余的水，把大蒜捣成泥，再加入麻油、花椒油、辣椒油、橄榄油一同拌匀即可食用。

功效：清热养心，降糖降脂。

食谱三：西芹百合。

食材：西芹 200 克，鲜百合 150 克，枸杞子 10 克。

烹饪方法：将西芹洗净后斜切成段，鲜百合剥片，枸杞子用清水稍浸泡备用。沸水里加少许盐和油烧开，放入西芹段，水开后关火捞出，将鲜百合放入沸水中焯烫 10 秒左右后捞出，放入凉水中浸泡两分钟后沥干水分备用。炒锅倒油烧热，放入西芹翻炒 1 分钟，然后放入百合同炒 1 分钟，再加入泡好的枸杞子炒匀，最后加少许盐和味精调味即可。

功效：清热，降心火。

（4）穴位养心

夏季养心，穴位养生不可少。在炎热的夏季，身体也在随着气候的变化一点一点地改变，天气炎热导致心火较旺，让人易怒、烦躁，因此夏季养心重在安心神、静心气。按摩曲泽、百会、印堂、心俞、三阴交等穴位，对养心大有益处。

穴位一：心俞穴，调气之穴。

"心"，指心脏；"俞"，指输注。心俞穴是心气转输于后背体表的部位，散发心室之热，还可治胸背痛、心悸、失眠、健忘、呕吐。心俞穴位于第 5 胸椎棘突下，后正中线旁开 1.5 寸。可用拇指按摩心俞穴，每天早、晚各按 1 次，每次 1 ~ 3 分钟即可，有调气理血、宁心安神的功效。

穴位二：内关穴，安神之穴。

内关穴属手厥阴心包经，为八脉交会之一，一穴通两经，能巧妙地打开人体内在机关，补益气血，安神养颜，对一些胃肠问题也有调节作用。它位于前臂掌侧，在曲泽与大陵的连线上，腕横纹上 2 寸，掌长肌腱与桡侧腕屈肌腱之间。用指尖有节奏地进行按压，一按一放，间隔半分钟，每天 2 次，每次 5 分钟，以产生酸、麻、胀的感觉为好，有宁心安神、疏通气血、理气止痛的功效。

穴位三：神门穴，养神之穴。

"神"，指心神；"门"，指门户。心藏神，此为心经之门户。神门是心经的输穴，也是原穴，不仅可以养心安神，还可改善心悸等症状。神门穴在腕前区，腕掌侧远端横纹尺侧端，尺侧腕屈肌腱的桡侧缘。每天早、晚用拇指甲尖垂直掐按，每次 1 ~ 3 分钟，可宁心安神、通经活络，有效改

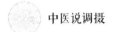

善失眠。

4. 凉夏季——健康锦囊

（1）夏季旅游，清新避暑

每到夏季，各大旅游景点的游客都会非常多，其中以自然旅游景点更为明显，其原因是自然景观不仅凉快，还能使人身心愉悦。夏季旅游最适合到山林之间，海拔相对较高，气温相对较低，峰峦起伏，绿树成荫，山花烂漫，让人紧张的心不自觉地就会放松下来。俗话说"有山必有水"，山间的溪水清凉宜人，一处处泉水汇成壮观的瀑布，飞溅的水滴会使周围阴离子集聚，空气格外清新。看着自然万物，心态也会变得一样宁静和灵动。夏季旅游，到海滨城市也是合适的选择。烈日炎炎的时候，海滨地区却常常微风徐徐，清凉的海风拂面而来，风中夹带着一丝咸味，使人心神清爽。看着无边无际的大海，心胸也变得开阔了，烦恼也随着一阵阵的海风消逝不见。

（2）夏季除热，以热攻热

古有"以毒攻毒"，今天说说"以热攻热"。夏天气温接近人体的温度，人体散热的方式以汗液蒸发为主，因此用热来除热不仅见效快，还对身体大有益处，适合夏季养生。

热毛巾擦身：夏天身上难免多汗，及时擦汗可促进皮肤透气。如果使用冷毛巾，毛孔遇冷闭合，会使热气困在体内，无法散发，因此用热毛巾擦身才能适应人体生理规律。

洗热水澡：同样的道理，夏天洗冷水澡会使皮肤毛孔收缩，洗澡后反而觉得更热，而用热水洗澡不但能使毛细血管扩张，还有利于人体散热，也能更干净地清洗掉身上的汗液余味，使全身干燥舒爽。

热水洗脚：古人云"睡前洗脚，胜似补药"，这是因为人的脚上分布着五脏六腑的反射点，每个季节都应该注意脚部的养护，夏季也不例外。很多人在夏季会用冷水洗脚，事实上寒从脚生，冷水洗脚不利于身体健康，应用热水泡脚反而会感觉凉爽舒适。

喝热饮：夏季冷饮、雪糕遍布商场，但是冷饮和冷食只能暂时解热、解渴，喝得或吃得多了反而对身体有害，而选择喝热饮却可促进毛细血管舒张，使体温下降，达到除热的目的。

（3）夏季防毒，泡药浴

夏季蚊虫较多，湿热之邪盛行，是皮肤病的高发季节。夏季泡药浴，可为皮肤穿上一层厚厚的铠甲，增强其防御力，不同的药草也会起到不同的效果，从各个方面保卫人体。古人在端午节有个习俗是洗"草药浴"，常用的草药有哪些呢？最常用的是香草，除此之外还可用鲜艾草、菖蒲、忍冬藤、野菊花、麻柳叶、野薄荷、桑叶等煎水沐浴。每一种药都有不同的功效，比如野菊花可清热解毒、美白皮肤，忍冬藤可清热解毒、通经络，还可败毒除燥，桑叶具有疏风清热、清肝明目的功效，用艾草沐浴对毛囊炎、湿疹等都有一定疗效，在现代社会中也经常用到。

第四节 秋季养生

在烦热的空气中，突然袭来一阵凉风，这是秋天的气息，是秋季到来的信号。

1. 知秋季——气候特点

当你看见层峦叠嶂的山川一片红枫，当你看见田间滚滚麦浪，当你看见朵朵菊花盛开……没错！这就是秋季。初秋时节，盛夏的余热未消，天气仍然炎热，也会常常下雨，除了比夏季多了几丝凉风以外没有很大的差别。深秋时节，雨水渐少，昼热夜凉，让人感到凉爽舒适。渐渐地，到了

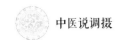

晚秋时节，一席苍凉之意袭来，凉风瑟瑟，植物飘摇，黄叶零落，气温渐渐下降，气候干燥。"一场秋雨一场寒""万里悲秋常作客"都是秋天的旋律，看尽了深秋的美景，也要阔达地面对晚秋的悲愁与凄凉。秋季的三个月阳气渐渐消退，阴气逐渐生长，此时正属于阳消阴长的时期。秋风渐来，天气渐凉，自然界万物都已自然成熟，进入收获的季节，由"长"转向了"收"的过程。

2. 探秋季——对"症"来养

（1）谨防呼吸系统疾病高发

秋季天气多变，"秋老虎"往往让人不易适应，防不胜防，再加上早晚温差增大，呼吸道不断受到忽冷忽热的刺激，病毒和细菌会趁此机会侵入人体，进而诱发感冒、扁桃体炎、气管炎、肺炎等呼吸系统疾病。因此，秋季要注意保暖，及时关注天气变化，根据气候合理穿衣，气温低时要护好口鼻，早上冷水浴面，晚上热水泡足。有研究发现，冷水洗脸可增强人的抵抗力，因此早上适宜冷水洗脸。晚上热水泡脚不仅可以赶走身上的凉气，还可以促进血液循环。深秋时节，散步、打球、做操等不仅可以提高身体的御寒能力，还可以达到防治感冒的目的。

（2）对付皮肤干燥、瘙痒

中医学认为肺主皮毛，由于秋季干燥，如果燥邪伤肺，肺气不足，肺不能把津液运输到肌表来温养皮毛以维持其正常的生理功能，就容易引起皮肤干燥，甚至皮肤瘙痒、红肿。秋季要注意多饮水，体内水液充足，自然能够有效防燥，也可根据自己的肤质选择合适的润肤露养护皮肤。

（3）小儿秋季防腹泻

小儿在秋季容易出现腹泻，其中由轮状病毒引起的腹泻较为常见。小儿秋季腹泻如果不及时治疗会导致脱水、电解质紊乱，甚至危及生命，因此家长千万要提高警惕。在预防方面，接种疫苗是非常有效的预防方法。

在日常生活中要培养孩子注意手部卫生，轮状病毒传播速度快，主要通过粪－口途径传播，所以饭前便后勤洗手是有效预防病毒感染的方法之一。不要给孩子吃不熟或者不新鲜的食物。父母不要经常亲吻孩子，虽然大人的抵抗力较强，但孩子的抵抗力较弱，细菌及病毒易传播到孩子身上。

3.养秋季——主养肺脏

《黄帝内经》云："秋三月，此谓容平。天气以急，地气以明。早卧早起，与鸡俱兴，使志安宁……"秋季阳消阴长，秋季养生不能离开"收"这一原则。秋令与肺气相应，秋天燥邪最易伤肺，中医五行学说中秋季也对应着人体的肺部，因此秋季宜养肺。

《黄帝内经》说："天气通于肺，地气通于嗌，风气通于肝，雷气通于心，谷气通于脾，雨气通于肾。"人类生活在大自然中，有两样东西必不可缺——空气和食物。"天气通于肺"，天的轻清之气通于肺，肺在五脏六腑中的地位很高，为"一人之下，万人之上"的宰相。肺主气，司呼吸，主一身之气和呼吸之气，人体的很多生理活动需要通过肺的呼吸运动来完成。肺的呼吸功能正常，是气的生成和气机调畅的根本条件。"肺为水之上源"，是指肺通过宣发作用将体内的水液精气向上、向外布散到我们的皮肤毛发中，起到滋养的作用，通过肃降作用清除废浊之物。但是，肺为娇脏，肺脏"娇气"是因为人体五脏中只有肺直接与外界相通，这虽然有利于我们纳天地之灵气，但同时也为大自然中风、寒、暑、湿、燥、火邪气侵犯人体提供了通道。因此，秋季不生病，关键在养肺！

（1）运动养肺

运动是增强肺功能的重要途径，这不仅包括躯体运动，还包含呼吸运动。运动可提高肺活量，提高肺部对外界环境变化的适应能力，帮助人体远离呼吸系统疾病。常见的秋季养肺运动包括腹式呼吸、游泳等。

腹式呼吸可以让肺泡大展身手。腹式呼吸在古代被称为"龟息功"，乌龟的寿命很长，而乌龟就是以腹式呼吸为主要呼吸法的。在我国，传统养生很讲究呼吸调摄，比如六字诀、八段锦、太极拳等，呼吸技巧都是至关重要的，现代的瑜伽也很重视这一点。这里所说的呼吸技巧不同于我们平时的胸式呼吸，而是腹式呼吸。腹式呼吸不仅能吸入更多空气，提高肺活量，还能促进膈肌上下移动，使内脏得到按摩般的温和刺激。腹式呼吸时膈肌上下活动范围加大，可使中下肺叶的肺泡在换气中得到锻炼，改善肺部血液循环，吐出较多易停滞在肺底部的二氧化碳，改善心肺功能。此外，腹式呼吸还能促进肠道蠕动，有利于肠道健康。腹式呼吸的方法是取仰卧或舒适的坐姿，放松全身，吸气时最大限度地向外扩张腹部，胸部保持不动，呼气时最大限度地向内收缩腹部，胸部保持不动，如此循环往复，保持有效的节律，要将注意力放在腹部的一起一落上，呼吸要细匀深长而缓慢，无论是吸气还是呼气都要尽量达到极限程度。

游泳有助于养肺除烦躁。很多运动都能提高肺活量，游泳就是其中之一。游泳时氧气消耗量很大，这样可以调动深处肺泡，使肺泡充分伸缩，增强其弹性，从而使肺活量增加，使肺脏更有活力。另外，游泳不仅是手臂的运动，还能使膈肌和肋间肌等呼吸肌得到锻炼。游泳还可以提高人体对水温、气温的适应能力。秋季气候干燥，在水中能使皮肤更加水润，从而有效防秋燥。但是，游泳是一项体力消耗较大的运动，对人的体能要求较高，所以要循序渐进、量力而行。

简单动作帮助秋季健肺。很多人抱怨运动锻炼需要大量的时间，其实利用生活中的闲碎时间做一些健肺小运动也是极好的。一是按摩鼻子。肺开窍于鼻，鼻子是呼吸系统的第一道关卡，按摩鼻子可以预防鼻炎，促进鼻部血液循环，增强抵抗力。二是拍手法。拍手不仅能促进体内气血运行，更能起到养肺的效果，具体做法是两只手十指张开，掌心相对，拍手心50～100次，以掌心稍稍发红发热为宜，拍完双手还可擦揉双侧手心及手背。三是大笑养肺。人在大笑的时候会不自觉地进行深呼吸，还能提高肺活量，改善肺部功能，朗读、呐喊等都可以有效改善肺功能。这些都是高效、便捷的养肺方法。

（2）食物养肺

由于秋季气候干燥，降雨少，燥邪就成了秋季的最大杀手，而秋燥之气易伤津损肺，耗伤肺阴，因此秋季食疗应以润肺补肺为法。《素问·金匮真言论》记载："西方白色，入通于肺，开窍于鼻……其味辛……是以知病之在皮毛也……"肺喜白色食物，喜辛，蔬菜宜选用大白菜、菠菜、冬瓜、黄瓜等，肉类可食兔肉、鸭肉、青鱼等，通过合理的饮食搭配，可有效除肺燥。

食谱一：三鲜冬瓜汤。

食材：冬瓜 400 克，肉皮 100 克，木耳 50 克，火腿 1 根，黄瓜 1 根，葱、姜末适量。

烹饪方法：将冬瓜、肉皮切成小块，黄瓜、火腿切成薄片，木耳撕成小朵备用。炒锅中倒少许油，爆香葱、姜末，加入冬瓜块翻炒，把过了油的冬瓜块倒入煮开的鸡汤中（没有鸡汤也可直接加水），煮 10 分钟后加入木耳和肉皮继续煮，汤滚 5 分钟后再放入黄瓜、火腿片，加一些盐、胡椒粉调味后即可关火食用。

功效：消热利水，渗湿除燥。

食谱二：银耳荸荠汤。

食材：荸荠 8 个，银耳 2 朵，红枣 3 个，冰糖适量。

烹饪方法：银耳浸泡 1 小时，泡发后清洗干净，去掉黄蒂，摘成小朵。荸荠洗净，削去外皮，切成小块。红枣洗净备用。将银耳碎、荸荠小块、红枣和冰糖一起放入高压锅中，加入适量水，大火上汽后转小火压 20 分钟即可出锅。

功效：润肺除燥，化痰止咳。

食谱三：白玉排骨汤。

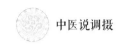

食材：排骨 1000 克，白萝卜 1 个，玉竹 200 克，姜片等适量。

烹饪方法：排骨洗净沥干水分，入开水锅中焯水。另起一锅凉水放入姜片、排骨，滴入少许醋，将玉竹清洗处理后一同加入锅中，炖 60 分钟左右。萝卜洗净切块，放入炖好的排骨汤中，大火烧开后改小火煮 10 分钟左右至萝卜熟，加少许盐和鸡精调味后出锅。

功效：润肺化痰，止咳平喘。

（3）穴位按摩养肺

穴位按摩也是不错的养肺方法。人体的每条经络都与一个脏腑相对应，与肺脏相对应的是手太阴肺经。按摩肺经上的部分穴位不仅能增强肺的功能，还能起到预防和治疗呼吸系统疾病的作用。

穴位一：孔最穴，润肺之穴。

"孔"，指孔隙；"最"，极之意。孔最，主要指通窍最极之处，是手太阴肺经的要穴，在治疗咳嗽方面有很好的效果，对呼吸系统疾病引起的症状有一定的改善作用。孔最穴在前臂内侧，腕掌侧远端横纹上 7 寸处，有清热止血、润肺理气的作用。可用双手拇指腹按压孔最穴并做环状运动，每日 2 次，每次 3～5 分钟，按摩力度不宜过大。

穴位二：尺泽穴，除热之穴。

"泽"，即水汇集之地。尺泽穴的主要作用就是调通水道除肺热，按摩尺泽穴可以缓解和治疗咳嗽、气喘、咽喉肿痛、胸闷烦满等，也可治疗肘关节疼痛、发凉等。取穴时屈肘仰掌，在肘窝横纹中央，大筋（肱二头肌腱）外侧的凹陷中就可以找到尺泽穴了，可用拇指按揉一侧的尺泽穴 3～5 分钟，然后换手按揉另一侧，力度要稍微大一点，以有酸、麻、胀的感觉为好，每天早、晚各 1 次，每次两侧各 3 分钟左右。

穴位三：太渊穴，通脉之穴。

太渊穴为手太阴肺经腧穴。肺朝百脉，脉会太渊，太渊穴是人体非常重要的穴位之一，具有活血理气的作用，能有效改善肺通气。太渊穴在手腕部，桡骨茎突与舟状骨之间，拇长展肌腱尺侧凹陷中。用拇指腹用力点揉太渊3分钟，直至穴位处有酸胀感，每天2～3次，可通调血脉，止咳化痰，增强心肺功能。

4. 乐秋季——健康锦囊

（1）充足睡眠解秋乏

俗话说"春困秋乏"，秋风送爽是让人感到舒服的天气，为何会有"秋乏"之说呢？其实这与夏季也有关系。夏天天气炎热，常常挥汗如雨，秋天到来后天气转凉，出汗减少，水盐代谢恢复平衡，心血管系统的负担得到减轻，人体能量代谢相对于夏天来说更加恒定，但是在夏天过度消耗的能量还没有完全恢复，这时人体进入了休整期，再加上秋季凉风习习，所以人们的困乏之意尤增，表现为秋乏。想要缓解秋乏，非常重要的一点就是睡好觉、睡足觉，按时起居，养成规律的睡眠习惯。增加户外锻炼，多呼吸新鲜空气，也是提神醒脑、缓解秋乏的好方法。

（2）登高望远解肺悲

唐代诗人王维在《九月九日忆山东兄弟》中写道："遥知兄弟登高处，遍插茱萸少一人。"九月九日重阳节，我国素来有登高的习俗，不仅可以表达思念之情，还可顺应自然，通过登高增强心肺功能，促进血液循环。秋高气爽，层林尽染，趁着阳光明媚的日子登高，在途中欣赏无限美景，站在高处眺望远方，不仅可以松解筋骨、强身健体，还可以将悲伤之情一扫而光。

（3）合理"秋冻"身体壮

人们常说"春捂秋冻"，"春捂"指的是春天到来时要慢慢换掉厚重的衣物，而"秋冻"是指秋天到来时厚衣服要晚些穿，适当经受寒冷的刺激，这样可以增强人体抵抗力。但是，如果不看气温变化，一味"秋冻"不免会冻坏身体。对于不同体质的人群应因人而异，采用不同的方法，比如年

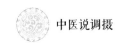

轻人身体素质相对较好，对外界寒冷的适应及抵御能力都比较强，可适当"秋冻"，而老年人大多肾阳衰微、体质虚弱，一般禁不起过冷的刺激，因此"秋冻"要慎重。"秋冻"时还要注意有一些部位是不能受凉的，一个是腹部，上腹受凉容易引起胃部不适，特别是有胃病史的人群更要加以注意，对女性来说下腹受凉容易导致痛经和月经不调。另一个是脚部，脚是人体各部位中离心脏最远的地方，供给的血液较少，而脚部又汇集了诸多经脉，所以不能受凉。只有把握冷暖，合理更换衣物，才能使"秋冻"发挥更好的作用。

第五节　冬季养生

走过前面的暖春、盛夏、金秋，就来到了寒风凛冽的冬季。春生、夏长、秋收、冬藏，冬季是万物封藏的季节，也是人们休养生息的好时节。

1. 知冬季——气候特点

冬季阳气潜藏，阴气盛极，草木凋零，到了大雪时节，自然界是一派白茫茫的景象。冬为四季之尾，冬季除了天气寒冷，还有一个显著的特点就是干燥。在冬季，人体也随着大自然中的阴阳消长而变化，人体的阳气封藏在内，新陈代谢减慢，因此养生也要顺应冬季的特点，以"藏"为主，简单来讲就是我们常说的"养阴"。

2. 探冬季——对"症"来养

（1）"老寒腿"

一到冬天，医院门诊上"老寒腿"的患者就多了起来，这是因为冬季气温低，且气候干燥，常常多风，容易导致气血瘀滞、经脉痹阻，从而诱发"老寒腿"，导致风湿性关节炎等疾病反复发作，主要表现为肢体酸麻胀痛、屈伸不利、疼痛加重。

风湿性疾病的发生通常除了"冷"还有"湿"，冬天除了有效避寒以外，还要注意避风和避湿，可以选择吃一些蛋白质、维生素含量丰富的食物以增强自身抵抗力，注意劳逸适度，保证肢体的保暖，不可让患肢接触冷水，如果病情严重，要及时到医院就诊，接受相应的治疗。

（2）皮肤冻伤

寒冬时节，天气格外寒冷，如果皮肤长时间裸露在外会导致皮肤冻伤，严重时还可导致冻疮，我们的双手、耳朵等都是易冻伤的部位。西医学认为冻疮是由寒冷导致的局限性皮肤炎症，中医学认为冻疮的发生主要是由阳气不足，再加上外感寒湿之邪，使气血运行不畅，瘀血阻滞引起的。虽然随着气温的回升，冻伤的地方会逐渐恢复，但有的人也会因此而留下冻伤瘢痕。

预防冻伤，首先要做好保暖措施，适当佩戴围巾、手套、耳暖等，还可经常揉搓双手或者易冻伤处的皮肤，至皮肤微热为止，以促进血液循环，消除微循环障碍。

（3）中风

冬季是中风的高发季节，有资料显示约70%的中风患者在冬季发病，这主要是由于冬季气温低，人体受到寒冷刺激后全身毛细血管收缩，血液循环外周阻力增大，一些患有高血压、高脂血症等慢性基础病的患者大多不能耐受低温带来的变化，很容易因为血管堵塞或者血管破裂而导致中风，因此冬季中风不得不防，中老年人应特别重视。冬季要注意保暖，起居规律，特别是在早上起床时不要突然坐起，要缓慢地起床。注意饮食清淡，多食用纤维素含量丰富的食物，这样可保持大便通畅，避免因排便不畅造成血管压力增大。患有高血压等慢性疾病的患者要坚持服药，老年人最好随身携带硝酸甘油、速效救心丸等药物，以备发病时能够及早服药，情况

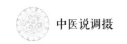

严重者应立即就医。

3.养冬季——主养肾脏

春生、夏长、秋收、冬藏是大自然的规律，从中医学角度来讲，"肾为先天之本""肾为五脏阴阳之根本""肾藏精"，有关养肾补肾的养生方法始终与冬季的"藏"相关联。从五行来看，肾属水，应于冬，根据五脏与五季的对应关系，冬天对应肾，因此冬季最适合养益肾脏。

《黄帝内经》说道"肾者，作强之官，伎巧出焉"，人的精力、智力都源于此，因此说"肾为先天之本"。肾中精气乃人体元真所在，可见肾脏在人体中的作用极其重要。肾藏精，《黄帝内经》说："肾者，主蛰，封藏之本，精之处也。"肾所藏的精有先天与后天之分。先天之精来自父母，决定着先天禀赋；后天之精来源于水谷精微，经过脾胃的转化后供脏腑功能活动之需，剩余的则储藏于肾。《素问·逆调论》说"肾者水脏，主津液"，肾主水，主要指的是肾中精气的气化功能，对体内津液的输布和排泄，以及体内津液代谢平衡的维持起着极为重要的调节作用。综上所述，肾脏之养，在于养"精"，"精"之养，在于"藏"。

（1）冬季养好肾，起居很重要

冬季是"藏"的季节，对于肾脏来说也是一样。在所有事物都很安静的寒冬腊月，动物冬眠了，植物凋零了，人也要顺应自然起居，保证充足的睡眠。俗话说"春困秋乏夏打盹，睡不醒的冬三月"，在冬季每天应保证睡足 8 小时，确保晚上 11 点前入睡。要合理穿衣保暖，多晒太阳。冬天天气寒冷，自然界阳气不足，合理穿衣是保持身体相对恒温的重要方法，如果经常忽冷忽热，不仅容易感冒，还容易诱发其他疾病。冬季里的阳光非常珍贵，天气晴好、阳光初照时可到大自然中去感受阳光，补充阳气，对补养肾脏很有益处。

（2）注意房事有节，勿使肾损精亏

《素问·生气通天论》中记载："因而强力，肾气乃伤，高骨乃坏。"勉强用力会使肾气受伤，其中"强力"既包括劳力过度，也包括房事过度。房事过度可使人肾精亏虚，出现腰膝酸软、头晕耳鸣、倦怠乏力、面色晦暗、反应迟钝等症状。善养生者，必保其精。在这个封藏的冬日里，如何合理地行房事呢？性生活的时间最好选择在夜晚入睡之前，一旦完成了性交活动便要安然入睡，这样能使体力得到恢复。要注意避免受凉，以免寒邪侵入。要注意避免酒后行房事，因为饮酒会使人精神兴奋，不能守持有度，甚至会纵欲无度，很容易使肾气、阴精过度消耗。

（3）合理运动，补养精气

冬季虽然适合休养生息，但适当的运动也必不可少，注意劳逸结合，才是养精蓄锐的好方法。冬季运动要注意：其一，冬季主要以室内运动为主，室外运动最好在阳光充足的时段进行，让新鲜空气置换掉肺中浑浊之气；其二，运动前不要忘记热身，在寒冷条件下，人体的肌肉僵硬，关节灵活度差，易发生肌肉拉伤或关节挫伤等。

有一些冬季养肾的小运动非常好，比如贴墙蹲法，有很好的强肾作用，还有助于减肥。找一面光滑的墙壁，两脚分开与肩同宽，面向墙壁而站，略收下巴，下蹲后再站起。下蹲时大腿与小腿相贴，站起时身体完全挺直，注意膝盖不要前倾。下蹲并站起为一次，每天可蹲起20～50次。熟练以后，双脚尽可能离得更近一些，并可逐渐增加贴墙蹲的次数。

（4）饮食养肾，黑色为主

冬季保阳气可选择具有祛除寒气与温运补益阳气作用的食物。什么样的食物养肾呢？《黄帝内经》说："北方黑色，入通于肾，开窍于二阴，藏精于肾。"从五色对应五脏来看，黑入肾，因此黑色的食物能养肾，比如黑米、黑豆、黑芝麻等就是养肾食物的代表，除此之外，能够温阳补肾的食物还有栗子、山药、韭菜、核桃等。

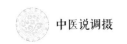

食谱一：紫米黑豆粥。

食材：紫米、黑豆各30克。

烹饪方法：将紫米、黑豆洗净放入锅中，加水浸泡1小时后移到炉火上煮开，改小火煮30～60分钟直到米豆软烂，加糖调味，搅匀后即可关火盛出食用。

功效：补肾养血。

食谱二：凉拌黑木耳。

食材：干黑木耳20朵，黄瓜1根，胡萝卜半根，青红椒各半个，洋葱半个。

烹饪方法：将黑木耳泡发，洗净，摘去老蒂，入锅中焯熟。水开后煮5分钟，将黑木耳捞出，浸入冰水中，凉透后捞出，用手撕成小朵。将黄瓜、胡萝卜、青红椒切成细丝后焯熟，将洋葱在水中泡5分钟后切成细丝，倒入黑木耳中，再加入盐、鸡精、芝麻油、白醋等调味品，拌匀后即可食用。

功效：滋阴润燥，养血益胃，润肠。

食谱三：黑枣当归乌鸡汤。

食材：乌鸡、枸杞子、黑枣、当归、米酒适量。

烹饪方法：将当归、枸杞子、黑枣清洗干净。乌鸡处理过后洗净，切块，入滚水烫至颜色变白，捞起后用清水稍冲洗除去血水浮沫，备用。将鸡肉、炖料、当归、枸杞子、黑枣放入锅中，加入米酒及盐，大火烧开后转小火炖2小时左右。炖好后将香菜清洗干净，切碎，放入乌鸡汤中，再滴上几滴香油即可出锅食用。

功效：养肾固元，益气养血。

（5）按摩艾灸来养肾

在家中也可通过穴位按摩、艾灸来养肾，操作简单方便，又可起到良好的效果。适宜养肾的穴位有很多，如涌泉穴、太溪穴、关元穴等。

穴位一：涌泉穴，长寿之穴。

《黄帝内经》说："肾出于涌泉，涌泉者，足心也。"涌泉穴是人足底上的穴位，位于全身腧穴的最下部，乃肾经之首穴。肾经之气犹如源泉之水，来源于足下，涌出灌溉周身四肢各处。取穴时卷起足心，可看到脚底肌肉形成"人"字纹路，涌泉穴就在这个"人"字纹路的顶点处。将食指屈曲，用指间关节点按涌泉穴，按下片刻后再提起，一按一放，反复进行，以局部有酸胀感为宜，每天1次，每次3分钟，可温补肾经，益精填髓。

穴位二：关元穴，元气之穴。

关元穴，又称下丹田，是人身元阴元阳交关之处。关元穴具有补气培元、补益下焦的作用。肚脐正下方3寸处便是关元穴，可将双手交叉重叠放置于关元穴，稍加压力，然后双手快速地、小幅度地震动，避免用力过度，局部稍有酸胀感即可，每日按1～2次，每次5分钟左右，有补气固本、补肾壮阳的作用。

穴位三：太溪穴，补肾之穴。

太溪穴是肾经原穴。"原"指的是本源，"太溪"指的是肾经水液在此形成一股溪水。太溪穴能调动身体的原动力，对腰痛、下肢不利等疾病的治疗皆有效。太溪穴位于足内侧，内踝后方与跟骨筋腱之间的凹陷处，可将四指放在脚背上，拇指弯曲，从上往下刮按左右脚上的太溪穴，按摩时以稍有痛感为宜，每天早、晚按摩1～3分钟。

4. 暖冬季——健康锦囊

（1）泡泡温泉一身暖

冬季气候寒冷，人们的活动量也相对较少，气血运行缓慢，容易出现经络不通的现象。冬季泡温泉可有效祛除寒气，促进气血运行，疏活经络，起到温肾补阳的作用。温泉水多辛热，"辛"可以促进气机通畅，使人体出汗而排毒；"热"可以温经活络，畅通气血，平衡阴阳。在温泉中泡浴可促

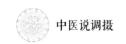

进周围血管扩张，加快血液循环，促进新陈代谢，消除疲劳，缓解痉挛和疼痛。如果无法泡温泉，在家自行泡浴时应选择令身体舒适的温度。

（2）滑雪强身又养神

滑雪是冬季最常见的娱乐活动之一，不仅可以强身健体，还可以使人身心愉悦。当我们在雪地里疾速滑行的时候，烦恼与压力也随之被远远地抛在身后。但是滑雪毕竟是一项刺激性体育运动，运动过程中应注意以下几点：第一，选择适合自己的滑雪道路，提前了解滑雪道的高度、宽度、长度、坡度及走向。第二，做好自身防护，穿好滑雪服，做好安全设备的穿戴，确认滑雪器材的完好性，在滑雪过程中，感觉滑雪器材有异常时应尽快停下来检查。第三，严格遵守滑雪场的各项规章制度，确保将生命安全放在第一位。第四，要与周围的同伴保持安全距离，切不可为追赶同伴而急速滑行，中途需要休息时切忌停在滑雪道的边上。第五，近视者不可佩戴隐形眼镜，尽量选择边框眼镜。

第五章
天有五行，人有五脏

第一节　天是大宇宙，人是小宇宙

数千年来，五行文化不断影响着中华民族生活的各个方面。《尚书·洪范》中最先提出关于五行的理论，认为五行是万物之纲领。中医学作为我国传统医学，自然也与五行相关，以五行学说为中医基础理论之一，将人们的五脏与五行相连，探讨脏腑之间的属性及相生相克的关系，从而指导辨证论治，改善疾病转归，同时也推动了养生文化的发展。经过上千年的发展和传承，五行文化依旧生生不息。

天有五行，人有五脏。天是大宇宙，万事万物都以五行为基础不断地运转。五行在属性上是宇宙的构成要素，在功用上是宇宙万物的分类原则。"五行"中的"五"是指木、火、土、金、水这五种物质，"行"意为运动和变化，五行即是木、火、土、金、水五种物质及其相关的运动变化，是世界万物的构成基础。

较早的关于五行的论述可在《尚书·洪范》中找到，"一曰水，二曰火，三曰木，四曰金，五曰土。水曰润下，火曰炎上，木曰曲直，金曰从革，土爰稼穑。润下作咸，炎上作苦，曲直作酸，从革作辛，稼穑作甘"，粗略地提出了五行的特点。后世学者在此基础上，对金、木、水、火、土又有了进一步的认识。

"水曰润下"。润，湿润；下，向下。水具有滋润、下行、寒凉的特性。凡具有这类特性的事物或现象都可归属于"水"。

"火曰炎上"。炎，热也；上，向上。火具有温热、上升的特性。自然界中凡具有温热、升腾性能的事物或现象，均可归属于"火"。火代表生发力量的升华，热情且具有活力。

"木曰曲直"。曲，屈；直，伸也。木具有能屈能伸、生长、升发、条达、舒畅的特性，代表万物具有生生不息的功能，代表力量的生长。自然

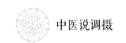

界中凡具有这类特性的事物或现象，都可归属于"木"。

"金曰从革"。从，顺从；革，变革、改革。金具有清洁、肃降、收敛的特性。自然界中凡具有这类性能的事物或现象，均可归属于"金"。

"土爱稼穑"。稼穑，意指农作物的播种和收获，是世界万物的生命之本，土具有生化、承载、受纳的特性，因此土载四行，为万物之母。自然界中凡具有生化、承载、受纳性能的事物或现象，皆归属于"土"。

我们的人体也是一个小宇宙，也有金、木、水、火、土。在中医学上，常常用五行来解释生理病理上的种种现象，我们的脏腑也与金、木、水、火、土一一对应，构成我们体内的自然环境。肝与木相对应，肝喜条达，不喜抑郁；心与火相对应，心为火脏，火气偏多，火通于心；脾与土相对应，土性湿，湿气易通于脾；肺与金对相应，金气燥，燥气适于肺，又可伤肺；肾与水相对应，水性寒，寒气通于肾，亦可伤肾。总之，木养肝，火补心，土益脾，金润肺，水补肾。身体里的小五行与自然界中的大五行共同维持着我们的生命活动。

第二节 五脏与大自然

大自然中有青、赤、黄、白、黑，有酸、苦、甘、辛、咸，是丰富多彩的。人是大自然中的一部分，自当也与大自然中的五行息息相关。

1. 五脏与五味

人类生活在大自然中，自然界中的食物有酸、苦、甘、辛、咸五味，各有其五行属性，即酸属木，苦属火，甘属土，辛属金，咸属水。而自然界中的五味又与人体五脏之气相合，即肝喜酸，心喜苦，脾喜甘，肺喜辛，肾喜咸。《素问·宣明五气》载"五味所入：酸入肝，辛入肺，苦入心，咸入肾，甘入脾，是谓五入"，酸入肝，有收敛、固涩的作用，吃酸食可促进食欲，增强肝脏的功能；辛入肺，可起到发散、行气、活血的作用；苦入心，苦味食物偏寒凉，入心可有效清心火，清热解毒；咸入肾，咸味可软坚润下，调节人体水液平衡，补肾气；甘入脾，包括米面杂粮等食物，可调养气血，调和脾胃。五脏与五味相辅相成，但一切不可为过，要根据自己的体质及生活的环境，合理调节五味的用量。

2. 五脏与五色

青、赤、黄、白、黑是常见的五种颜色。食物中也含有这五种天然的颜色，颜色不同，所入的脏腑也不同。现代色彩心理学通过对物色的研究发现，不同的颜色带给人的感觉也不同。其实，古人们早就发现了五脏配五色的规律：白色入肺，赤色（红色）入心，青色入肝，黄色入脾，黑色入肾。白色是肺之主色，代表着纯洁，也代表着冷静；红色是热情、奔放的象征，也易使人焦躁不安，为心之主色；青色使人冷静，可助心情平复，利于肝；黄色鲜明、平和，入脾可暖脾；黑色入肾，也给肾脏增添了神秘的色彩。

3. 五脏与五季

每个人都知道春、夏、秋、冬四个季节，却不知还有"长夏"，即夏秋的交替时刻。五季与五行相对应，即春木、夏火、长夏土、秋金、冬水，而人体五脏顺应自然四时之变，也与五行相应，因而五脏与五季也是相对应的。肝应春，春季草木发芽，万物生发；心应夏，夏季生命活动最旺盛，阳气旺，火气盛，易攻心；脾应长夏，长夏湿气较多，脾脏可运化水湿；肺应秋，秋季萧条，充满肃杀之气，最易伤肺；肾应冬，万物收藏，进入休养生息的状态，肾主藏精，藏人体之精气。

4. 五脏与五神

五神即神、魄、魂、意、志五种人的精神活动，在中医五行理论中，

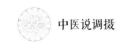

五神与五脏相应，即心藏神，肺藏魄，肝藏魂，脾藏意，肾藏志。心藏神，心主神明。《素问·灵兰秘典论》说"心者，君主之官也，神明出焉"，指出了心统帅全身脏腑、经络、形体、官窍的生理活动，主司精神、意识、思维、情志等心理活动的功能。肺藏魄，《黄帝内经》中讲道"肺藏气，气舍魄"，"魄"是与生俱来的、本能性的、较低级的神经精神活动。脾藏意，"意"主要指意识、回忆等，"脾藏营，营舍意"，脾气盛衰直接影响意的活动正常与否。肝藏魂，"魂"指一些非本能性的心理活动，"肝藏血，血舍魂"，肝的藏血功能正常，则魂有所舍。肾藏志，"志"指意志、经验、记忆，"肾藏精，精舍志"，志以精为产生基础，由肾所主。

第三节 五脏相生相克，相乘相侮

大自然中的五行有相生相克之理，相生为水生木、木生火、火生土、土生金、金生水，相克为木克土、土克水、水克火、火克金、金克木。根据五行与五脏的对应原则，即肝属木、心属火、脾属土、肺属金、肾属水，我们就可知五脏之间相生相克的关系，相生为肝生心、心生脾、脾生肺、肺生肾，相克为肝克脾、脾克肾、肾克心、心克肺、肺克肝。

什么是相生呢？相生，即相互滋养和相互助长。例如，肝生心，肝喜条达而恶抑郁，有疏泄的功能，属木，心之阳有温煦的功能，属火，肝的疏泄功能正常，则气机调畅，气血和调，心情易于开朗，气和色悦。

什么是相克呢？相克，即相互克制和相互约束。例如，肝克脾，肝气条达，可以疏泄脾脏的壅郁，以利脾主运化功能的发挥。五脏之间的相生相克是各个脏腑正常运行的理论基础。

除了相生相克，五脏之间的关系还包括相乘相侮。相乘相侮可以用来表示事物之间平衡被打破后的相互影响，五脏之间的相乘相侮与疾病的病理变化有着密切的联系，比如若肝失疏泄，肝郁日久，无以制约脾，则脾运化不健，可出现面色黄、面部色斑沉着，并见食欲不振、胸闷等症状，此为木乘土的病理状态，即所谓"肝乘脾"。而若脾土运化失调，湿聚使肝气失于条达，则属"脾侮肝"。

五脏之间的相互联系和相互制约不仅在中医治疗疾病上多有应用，在日常的养生中也不可或缺，可以指导人们的养生活动，更好地维护脏腑之间的平衡。

第四节　五脏六腑，生命之本

人有五脏六腑，五脏六腑之间相互联系、相互作用，构成了人之根本。什么是脏腑呢？中医学将人体器官主要归纳为脏、腑两类，这主要是根据脏腑的形态来划分的，实质性或仅有潜在性腔隙的器官为"脏"类，即心、肝、脾、肺、肾；管样或囊样的器官为"腑"类，即胆、胃、大肠、小肠、膀胱、三焦。

1. 肾——先天之本

《黄帝内经》说："肾者，作强之官，伎巧出焉。"人的力量大多从肾而来，肾藏精气，为脏腑阴阳之本、生命之源，主管着人们从生长发育到衰老死亡的全过程，为"先天之本"。中医学认为肾主水，是指肾主管和调节人体水液代谢的功能，故又有"肾为水脏"之称。肾与六腑中的膀胱相联系，通过升清降浊的作用将尿液排降至膀胱，两者互为表里，共同维持水液代谢的平衡。

2. 脾——后天之本

胃主受纳，脾主运化，饮食水谷全靠脾胃的作用才能转化为人体所需的营养物质，为我们的身体提供能量。"脾胃互为表里"，胃腑在食物进入

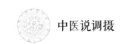

后会对其进行加工处理，然后将营养物质输送到脾，由脾来负责输送和吸收。只有脾胃相互配合，才能更好地为精、气、血、津液提供足够的养分，维持人体正常的生命运转，因此脾为"后天之本"。

3. 肺——相傅之官

《黄帝内经》称肺脏为"相傅之官"，虽非君主，但依然位高权重。肺主一身之气和呼吸之气，"气通于肺脏，凡脏腑经络之气，皆肺气之所宣"。肺主行水，通过宣发和肃降这两种方式来调节水液运行。在与六腑的关系中，肺与大肠相表里，肺主外，大肠主内。若肺气肃降正常，则大肠传导正常，大便通畅；若肺失肃降，津液不能下达，则大便秘结。

4. 肝——将军之官

《黄帝内经》讲道："肝者，将军之官，谋虑出焉。"肝藏血，肝脏可以贮藏一定的血液，以供人体各项活动所需，促进气血运行，滋养体内各个脏腑，同时还可以调节各个脏腑的用血量。肝主疏泄，可调节精神情志，维持气血运行，调节水液代谢。肝胆相照，肝与胆互为表里，肝的疏泄功能正常，才能保证胆汁的贮存和排泄功能正常，而胆汁排泄通畅，肝才能发挥其疏泄之功。

5. 心——君主之官

《黄帝内经》说："心者，君主之官也，神明出焉。"心是"君王"，主神明，人的精神活动都由心来管辖。"心者，五脏六腑之大主也。"心居于首要地位，各脏腑在心的统领下互相联系，分工合作，构成一个有机的整体。在与六腑的关系中，心与小肠相表里，心为里，小肠为表。食物中的营养物质被小肠黏膜吸收，经过毛细血管进入血液，再通过心脏运送至全身。

"所谓五脏者，藏精气而不泻也，故满而不能实。六腑者，传化物而不藏，故实而不能满也。"早在《黄帝内经》中就论述了五脏六腑的功能，脏与腑都有各自独特的功能与特性，它们相互连接，共同构成生命之本。

第六章
六气太过变"六邪"

第一节 天有六气，风寒暑湿燥火

大自然中，夏天热，冬天冷，有时候干燥，有时候潮湿，这就是我们生存的环境，也是生物生存的必要条件，先人们把它们归纳为风、寒、暑、湿、燥、火，统称"六气"。天地间的万事万物都会受到这六种气的影响，早在古代人们就意识到，没有六气，人是不能生存下去的。我们的身体也同大自然一样，是一个小小的自然界，同样需要六气平衡，这样才能健康地生活。如果六气出现问题，人就会患上各种各样的疾病。

我们先来看看排在六气首位的"风"，它可以与"寒""热"等结合形成风寒、风热、风湿等，所以中医说"风为百病之长"。风是疾病发生的一个重要诱因，是一个促发因素，就像我们在屋内休息时，如果大风突然把门吹开，那么自然界中的寒、湿等邪气也会借着风的助力进入屋内，侵袭人体。风是一个助推器，在生活中应处处注意。

寒与暑，乃自然界中的两种常见气候。当天气炎热的时候，我们需要凉气来降温；当天气寒冷的时候，我们需要热气来取暖。暑热多见于夏季，寒冷多见于冬季。湿与燥也与我们的生活息息相关，南方雨水多，相对较湿润，北方就显得要干燥一些。在春夏，降雨量逐渐增多，湿气也越来越重，而在秋冬时节，随着天气的变化，空气中也变得相对比较干燥了。火，与热相通，初春时节，热气开始升腾，到夏季最旺，至秋季开始消减。

我们的生活与自然界中的六气息息相关，我们离不开它们，它们也不停地影响着我们。自然界中的六气平衡，身体内的六气也要平衡，如此方得健康。

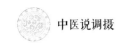

第二节　六气太过，人不适应变六邪

六气太过，人体不适应，就会变成"六邪"，又称为"六淫"，这就是中医学常说的外感致病因素。六气变六邪有两个重要的条件。其一，六气太多或太少，主要指六气的反常，比如夏应热而反凉，冬应寒而反温，或者当气候急剧变化时，天气会突然十分寒冷或十分炎热，在这段时间内，人体的适应能力有限，就会导致疾病的发生。其二，人体正气不足，抵抗力低下，对于外界环境变化的适应力差，也会导致六邪侵入人体。有的人正气充足，身体健壮，抗病能力强，当气候突然变化时也能很好地适应。相反，有的人体质较弱，对于外界变化的适应能力较差，不能适应异常的气候，就容易染病。

知己知彼，百战不殆。六邪致病都有哪些共同的特点呢？

第一，外感性。六邪的致病方式主要以"侵入"为主，其侵犯途径多为肌表、口鼻。中医学将六邪定为外感致病因素，所致疾病称为外感病，在致病的早期阶段有发热、恶寒等外在症状，称为表证，但常常会由表及里，由浅入深地不断变化。

第二，季节性。六气随着自然界的四时之变、阴阳消长不停变化，因此六邪致病也具有明显的季节性。春季风邪易侵入致病，夏季暑邪易侵入致病，长夏湿邪易侵入致病，秋季燥邪易侵入致病，冬季寒邪易侵入致病。季节时令的变化是导致六邪致病的常见条件之一，所以此类疾病又被称为"时令病"。

第三，地域环境性。地域指我们生活的区域，比如西北地区常年干燥，燥邪盛行，西南地区盆地丘陵多，气候潮湿，日照时间短，湿邪易侵入人体，东北地区冬季零下几十度，气候寒冷，寒邪易侵入体内。环境指我们生活、工作所处的情况，比如长期在高温环境下作业，就容易感受燥热或火邪而致病，长期居住在潮湿的环境中易因感受湿邪而生病。因此，我们在日常生活中要根据地域气候及环境特点及时做出相应的调整。

第四，相兼性。六邪既可单独伤人致病，又可两种及以上同时侵犯人体而为病。就像我们常说的风热感冒，有风邪和热邪；暑湿感冒有暑邪和湿邪；风寒湿痹兼有风邪、寒邪和湿邪，但是他们大多与风相兼，依附于风邪。例如，《素问·痹论》说："风寒湿三气杂至，合而为痹也。其风气胜者为行痹，寒气胜者为痛痹，湿气胜者为着痹也。"

第五，转化性。在一定条件下，六邪的病理性质也会发生转化。例如，在疾病的发展过程中，初起的风寒表证可能会转变为里热证。这些变化一般与人的体质有紧密联系。此外，六邪侵入人体后如果不及时治疗，也会引起病理性质的改变，进一步加重病情。

第三节　风为百病之长

《黄帝内经》中最早提出"风为百病之长"，众多引起疾病的外感因素中，风邪是最主要的致病因素。诸家对于"风为百病之长"的认识简单概括起来就是风邪为外感六邪之首。

何为"风邪"？中医学一般将自然界中具有轻扬开泄、善动不居特性的外邪称为风邪，风邪为病则称为外风病。春季的主旋律是"风"，风为春季的主气，所以风邪引起的疾病在春季多见，但是风邪在一年四季皆可出现，因此在除春季外的其他季节均可引发疾病。

风被称为"百病之长"也是由风邪的特点决定的。其一，风邪在阴阳属性中属阳，轻扬开泄，易损伤人体属阳的部位，风邪常易侵袭人体的上部、肌表、腰背等阳性部位。《黄帝内经》说"伤于风者，上先受之"，在

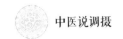

生活中，如果风邪侵入头面部，可造成口眼㖞斜。风邪侵入肌表，就会有恶寒发热的症状。风邪侵袭于肺，肺气不宣，可见鼻塞流涕、咽痒咳嗽等呼吸系统的症状。其二，风邪行无定处，随处可见，具有善行数变的特点，常常变化无常，甚至让人防不胜防，因此风邪所致的疾病常常发病较快，如果其他五邪随着风邪一同侵入人体，情况就会更为严重，在辨证治疗时也会增加一定的难度，比如风温初起时仅见发热、恶寒等表证，但病邪可迅速入里化热而见高热、神昏、惊厥等热闭心包的危重证候。其三，五邪均可"乘风而上"，与风邪相合之后，其他外邪也更易侵入人体，比如与寒合为风寒之邪，与热合为风热之邪，与湿合为风湿之邪，与暑合为暑风，与燥合为风燥等。最后，风邪致病具有"动"的特性，我们常见的感受风邪后出现的震颤、四肢抽搐、角弓反张，就是典型的风性主动的表现。因此，风邪为"百病之长"。

想要防风邪，可常揉风池穴。风池穴，顾名思义，是抵挡风邪的一个城池，位于脑后，这里也是非常容易受到风邪入侵的地方。相传，古代发明屏风的初衷就是为了挡风，保护风池穴，"坐卧防风来脑后，脑内入风人不寿"。当然，因为风池穴易被风邪入侵，调理风邪所致之病的效果也更佳，我们可以经常揉一揉风池穴，在天气寒冷、风大的时候要戴帽子，保护风池穴。当然，要想真正不受到风邪侵袭，还要从调理自身正气开始，提高抵抗力，随气候变化及时增减衣物。

第四节　寒邪致病最常见

一到小雪时节，气候中真正的寒就随着一片片美丽的小雪花款款而来，冬天也是心脑血管疾病、呼吸系统疾病等的高发季节。有观点认为"寒为万病之源"，寒邪致病是非常常见的。

何为寒邪？中医学上一般将自然界中具有寒冷、凝结特性的外邪称为寒邪，寒邪为病则称外寒病。寒冷是冬季的主旋律，寒为冬之主气，故寒邪致病在冬季较为多见。除了绝对的寒冷以外，还有相对的寒冷，比如气温突然下降，如果保暖措施做得不到位，也可导致寒邪侵入体内，夏季虽然炎热，但如果长时间待在过冷的空调房间内，也可使人体感受寒邪而发病。

中医学认为，寒为阴邪，易伤阳气。如果体内阳气充足就可以祛除寒邪，若体内阴寒偏盛，则更容易为阴寒之邪所伤，使阳气受损，不能温煦全身，从而出现气血瘀滞，脏腑功能失调。

那么寒邪从何而来？首先是从自然界而来。我们常说，现代人经常"要风度不要温度"，当你穿露脐装、露背装时，当你享用冷饮时，当你躺在草地上看星星时，寒气已经悄然不觉地侵入了你的体内。如果体内阳气不足，随之而来的就是恶寒、发热等症状。除此之外，虚也可生寒。有观点认为虚则寒，寒则湿，湿则黏，黏则瘀，瘀则堵，堵则瘤，瘤则癌。体质虚弱的人、阳气不足的人难以祛除寒邪，以致血运不畅，容易出现寒瘀之证，寒气引起气血瘀滞过久，会形成有形的肿块，甚至表现为肿瘤。由此可见，御寒重在养阳气，人体气血津液的运行依赖于阳气的温煦和推动。若寒邪侵入人体，经脉气血失于温煦，易致气血凝结阻滞，涩滞不通，不通则痛，从而出现各种疼痛的症状。

祛寒有道，比如温泉泡浴就是较好的祛寒方法，可促进气血运行，疏活经络。还可进行艾灸，艾灸是我国古老的中医外治法，通过艾灸产生的艾热刺激体表穴位或特定部位来进行治疗。

运动也可生发阳气。中医学认为"动则生阳"，生命在于运动，坚持运动锻炼，体内阳气充足，才能抵御寒气，气血才能不瘀不堵。还要注意根据天气的变化穿衣，不要给寒气从肌表侵入的机会。

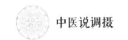

第五节　养好心，安过暑

夏季天气炎热，再加上一场场的大雨，常常令人感到心烦气躁。在夏季我们也常常听到"中暑"等字眼，那么暑邪到底是什么呢？为什么会让我们在这繁花似锦、绿荫重重的夏季如此心气焦躁呢？

中医学将具有炎热、升散特性，易夹湿，发病于夏至以后、立秋以前的外邪称为暑邪。夏季的主旋律便是暑热，暑乃夏之主气。《素问·热论》载"先夏至日者为病温，后夏至日者为病暑"，暑邪致病不像其他邪气那样在很多季节都有发生，暑邪往往集中在夏季出现，有明显的季节性，主要出现在夏至以后、立秋以前，此时暑气太过，易伤人致病。

暑为阳邪，其性炎热。暑为盛夏火热之气所化，火热属阳，故暑邪为阳邪。夏日在五行中属火，而火对应的脏是心，如果暑邪入侵则易扰心神，情志上会出现烦躁、焦虑的症状，身体上也会有阳热表现，如高热、心烦、面赤等。暑性升散，伤津耗气。《素问·举痛论》说"炅则气泄"，虽然暑热的消散依靠汗液的排出与挥发，但如果汗出过多，不仅伤津，还会耗气。暑多夹湿，这是因为夏季多雨而潮湿，热蒸湿动，水气弥漫，故暑邪致病多夹湿邪为患，如果由于潮湿而汗出不畅，身上的暑气难以排解，就会出现四肢困重、倦怠乏力等症状。

夏季祛暑，下面三招不妨试一试。

第一，喝热茶。很多人会感到疑惑，夏季喝热饮不是会让人热上加热，更容易出现不适吗？事实并非如此，在夏季喝热饮能够更好地刺激毛细血管舒张，让人通过流汗将身体内的暑气散发出去，这样便可以减少暑气在体内的积聚。多喝水才能多排尿，暑气通过尿液排至体外，能够让人更加舒畅。

第二，适量运动。夏季炎热，很多人都喜欢静静地躺在空调房间里，但不动则无汗，暑气就无法正常地排出。此外，在夏季多运动还可以帮助自己注意力集中，舒缓情绪，调畅情志。

第三，吃解暑食物。在夏季多吃祛暑的食物也是很好的选择，因为祛暑的食物大多具有清热、平心、静气的功效，能够有效缓解夏季烦躁的情绪。但是注意不要经常吃冰激凌、喝冰镇饮料等，这些食物虽然凉凉的，但却会加重湿寒之气。常见的祛暑食物有绿豆、丝瓜、冬瓜、西瓜、茄子等。

第六节　甩掉湿邪，说难也易

有人说，湿邪黏在身上，往往用很多方法都除不掉。湿的性质就是如此，比起气的轻盈，湿的黏腻之性决定了湿邪致病常常不易轻易治愈。到底什么是湿邪呢？我们来一探究竟。

何为湿邪？中医学将自然界中具有水湿之重浊、黏滞、趋下等特性的外邪称为湿邪。中医学认为，湿为长夏之主气，长夏在夏秋之交，这时降雨量多，且常常会伴有电闪雷鸣，再加上夏季天气炎热，此时湿热熏蒸，水气上腾，空气中的湿气较大，水湿弥散在空气中，很容易使人染上湿病。此类湿邪侵袭所致的疾病我们称之为外湿病，与脾虚生湿而引起的内湿有所不同，但两者会相互影响，如果脾虚运化水湿的能力下降就更加易招致外在湿邪的入侵。

湿邪的特点决定了湿邪往往难以消除。湿为阴邪，易阻滞气机，损伤阳气，湿邪侵入人体之后，会逐渐渗透到各个脏腑，脏腑的运化功能失调，气机运行受阻，会使气机升降失常，导致胸闷等症状。如果脾胃也被湿邪侵入，脾胃纳运失调，升降失常，会出现食欲下降、脘痞腹胀等症状。湿

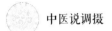

邪致病，其临床症状多具有沉重的特点。湿邪袭表，可导致头身困重、四肢酸楚沉重或头重如裹等症状，如湿滞经络关节，阳气布达受阻，则可见肌肤不仁、关节疼痛重着等。湿邪致病具有黏腻停滞的特性，因湿性黏滞，故其致病往往起病缓慢，病程较长，易反复发作。

甩掉湿邪，说难也易。运动出汗是很好的祛湿方式。每天坚持适量运动，可帮助活化气血循环，增加水分代谢，加速湿气排至体外，还可以缓解压力，使心情舒畅。应保持房间内空气流通，开窗可以让流动的空气带走室内的湿气，但是如果外界湿气也很重，这时尽量不要开窗，可通过使用空调、除湿器等达到保持空气流通的目的。在湿气重的情况下，要适当控制甜食的摄入，因为甜腻化湿，也不要吃生冷的食物，否则会让肠胃消化吸收功能停滞，不能更好地运化水湿。最后，防湿邪也很重要，要避免长时间接触潮湿环境，比如不要穿潮湿未干的衣服，下雨天减少外出，不要经常睡地板，洗完头发要及时吹干，夏季不要洗冷水澡，洗澡后应尽快擦干身体，等等。

防护体现在生活中的每一个小细节，留意细微之处，便可有效预防湿邪的侵入。

第七节　多事之秋，燥邪作怪

秋季有丰收的喜悦，有萧条的悲伤，也有烦人的燥邪。燥之于秋季，就像暑热之于夏季，寒冷之于冬季，既是一种气候的表现形式，也是影响人体正常生理功能的六邪之一。

何为燥邪？中医学将自然界中具有干燥、收敛、涩滞等特性的外邪称为燥邪。秋季天气逐渐变冷，降雨较少，因此燥为秋季之主气。燥邪虽然在秋季常见，但却不仅仅存在于秋季，冬季的寒冷气候中也有燥的存在。

燥邪侵袭人体，往往自口鼻而入，口鼻连接着气道，直接进入肺部，因此燥邪伤人，首先易犯肺卫。在初秋时节，还有些许夏季的湿气及热气未完全消散，所以一般为温燥，但随着天气的转凉、降雨的减少，到深秋之时多会变为凉燥，两种燥邪皆可伤人致病。燥邪侵犯人体时，最易伤及津液，常常出现口、鼻、咽喉、皮肤及大便干燥等症状。燥邪最易伤肺，肺主气，司呼吸，外合皮毛，开窍于鼻，其性喜润而恶燥。肺脏是唯一一个与外界相连的脏，本就娇弱的肺脏一旦受到从口鼻进入的燥邪的入侵就会使得肺气受伤，宣降失常，出现干咳、胸痛喘息等症状，而肺与大肠相表里，肺气宣降失常，津液耗伤，则可导致大肠失润，极易发生便秘。

因为干，才有燥，所以除燥应多喝水，每天几杯水，为人体补足水分，保证水到燥消，也可以用食物榨汁，能起到更好的防燥除燥之效。例如，有一首著名方剂五汁饮，即梨汁、荸荠汁、鲜芦根汁、麦冬汁、藕汁等量，调匀凉服或温服，梨汁清肺，荸荠汁清热化痰，鲜芦根汁清胃，麦冬汁润肺生津，藕汁清热止渴，五汁合用能生津润燥止渴。但要注意，五汁饮甘寒，不宜多饮，平时脾胃虚弱的人最好热过之后温服。

在饮食上，要尽量少食或不食辣椒、葱、姜、蒜、胡椒等燥热之品，少吃油炸、肥腻食物，以防加重秋燥症状。在水中加入桑叶，可除燥润肺，还有调节情绪的作用；在水中加入玫瑰花，不仅可以滋润皮肤，还能调理肺气。除了润内，还要做到润外。"外"指皮肤肌表，给皮肤喝饱水，自然防御作用也会增强，比如泡浴水温略高于身体的温度可使毛孔张开喝足水分，以缓解秋燥带来的皮肤干燥、脱屑等症状，还可以温煦肺脏。

第八节 不"上火"，真舒服

"上火"了怎么办？不管在哪个季节，都会听见有人说自己"上火"

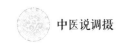

了。到底什么是"上火"？

中医学将自然界中具有炎热、升腾等特性的外邪称为火（热）邪。火邪常由脏腑气血阴阳失调所致，根据五脏的不同，"上火"的症状及改善方法也有不同。

1. 心火

心为君主之官，内存"君火"，开窍于舌。心"上火"，可见舌头发红，常常口渴，即使喝很多水也不能很好地缓解。心又与小肠相表里，因此心火重时小便会有炙热的感觉，尿液呈焦黄色。在情志上常表现为莫名烦躁、暴躁、急躁。调理心火可以先从吃入手，多吃苦味食物，比如苦菊、莲子等，这样可以有效泻心火。注意多喝水，不要等到口渴之后再去喝水。另外，中午小睡可补充心气，心气充沛则情绪安宁。

2. 胃火

中医学讲"脾胃同治"，脾胃之火一般从胃表现出来，如小儿发生积食时易造成胃火等。胃火会让人的口中有异味，即使每天都保持刷两次牙的习惯也无济于事。胃火蔓延到牙齿，会出现牙齿发黄的情况，也容易诱发牙龈肿痛。降胃火的方法其实很简单，可以选择西瓜、黄瓜、冬瓜、鲜茅根等多汁清凉的食物，或有极强降火作用的绿豆，煮水带汤饮，可对胃火的调理起到不错的效果。

3. 肺火

肺易上火，主要是秋燥引起的。肺为娇脏，是我们的呼吸器官，本身"娇弱"，一点燥气和火气都会对肺脏产生较大的影响，主要表现在呼吸系统症状上，如易咳嗽气喘、咳黄痰等。顺着循行部位拍打肺经，有利于清肺火、养肺气。肺火大的话，在饮食上可以选择白萝卜、芹菜、菠菜、香蕉、苹果等，冰糖雪梨就是较好的清肺热、除肺燥饮品。在饮食调理的基础上，保证充足的睡眠也是非常重要的。

4. 肝火

这是我们最常见的火，人们对于肝火也普遍比较熟悉。肝为将军之官，肝火旺的时候嘴巴总感觉很苦涩，肝开窍于目，眼睛也会出现涩痛流泪等现象，有时一觉醒来会感觉眼睛被什么东西糊住了，情绪上容易表现为烦躁抑郁，睡眠质量大多较差。饮食上可以选择一些苦味的食物，比如苦瓜、芦荟、蒿类蔬菜等，它们都有清肝火的作用。菊花能够清肝火、散风热，所以喝菊花茶也是不错的选择。

5. 肾火

肾为先天之本，肾火多是肾阴亏虚导致的，主要表现为耳聋耳鸣、烦热、失眠、盗汗等。想要降肾火，生活一定要有节制，比如适当保持运动、节制房事等，饮食上可以用黑豆熬粥食用，有滋阴补肾祛火的功效。

五脏的火各有不同，因此在日常生活中不要随便吃祛火药，否则可能会越清越燥，越清越虚，一定要在专业医生的指导下用药。

第七章

调好七情，有好心情

第一节　人有七情应五脏

我们常说："谁没有七情六欲？"七情是指喜、怒、忧、思、悲、恐、惊七种情志变化，是人体对外界客观事物的不同反应，是生命活动的正常现象，一般不会使人发病。但如果在突然、强烈或长期的情志刺激下，情绪波动超过了正常的生理活动范围而又无法及时调整时，就会使脏腑气血功能紊乱，从而导致疾病的发生，这时七情就变为致病因素，而且是导致内伤疾病的主要因素之一，故这种情况被称为内伤七情。

中医学认为七情分属五脏，为五脏所主。人的七情变化会影响体内的气血变化，而气血来源于脏腑正常的生理活动，脏腑维持正常的生理活动又依赖于气的温煦、推动和血的滋养。简单来说，情志的变化对人的五脏六腑有着不同的影响。

心在志为喜，肝在志为怒，脾在志为思，肺在志为悲，肾在志为恐，由此可见喜与心、怒与肝、悲与肺、思与脾、恐与肾密切相关。正常情况下，"喜"可以调理心情、怡养心志，"怒"可以疏泄肝胆瘀滞，"思"可以运脾降胃，"悲（忧）"可以帮助肃降肺气、助大肠传导糟粕，"恐（惊）"可以固涩肾和膀胱，以免精气外泄。但是突然的强烈的情绪波动、长期情绪消极、过度或长期精神紧张，都会使五脏反受情志所害，并可引发一系列疾病，即喜伤心，怒伤肝，忧（悲）伤肺，思伤脾，恐（惊）伤肾。《素问·举痛论》讲道"百病生于气也，怒则气上，喜则气缓，悲则气消，恐则气下……惊则气乱……思则气结"，因此人们应当重视情志养生，保持情志健康。

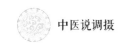

第二节　怒伤肝

1. 何为怒

怒，从心理表现上来看主要指遇到不符合人情道理或者令自己身心不悦时而产生的一种愤恨不平的情绪，"怒发冲冠"等就是经常用来形容这种情绪的成语。由于气机突然升发太过，可引起气机上逆、上冲，严重的可造成肝气郁结，肝血瘀堵。

《三国演义》中讲到了一个关于怒的故事——"三气周公瑾"。一气周瑜，周瑜和诸葛亮约定，如果周瑜夺取南郡失败，刘备再去夺取，周瑜第一次夺取失利，但是诸葛亮却趁机夺取了南郡等地，既没有违约，又夺取了南郡，气得周瑜金疮进裂，摔下马来；二气周瑜，诸葛亮为救刘备，用计让周瑜中了埋伏，士兵讥讽"周郎妙计安天下，赔了夫人又折兵"，让周瑜气得金疮再次进裂；三气周瑜，诸葛亮识破周瑜攻取荆州的计谋，使得周瑜被围，周瑜气急加之旧伤复发，不治身亡。这虽然是罗贯中所著的《三国演义》中的故事情节，但足以看出怒对人的伤害。

在中医学上，怒为肝志，肝能反映人的愤怒之情。轻度的发怒能使压抑的情绪得到发泄，从而缓解紧张的精神状态，有助于人体气机的疏泄调畅，以维持身体内环境的平衡。但是，过怒则伤肝。"怒则气上"，人发怒时气血会逆流而上，表现为暴跳如雷、拍桌大骂、拳打脚踢、毁坏器物等，容易导致肝失疏泄、肝气郁积、肝血瘀阻、肝阳上亢等病证。当然，"怒"也并不完全代表着消极，比如在古代打仗的时候，将领一声怒吼，便可提升士气。

2. 如何调肝怒

（1）适当忍耐法

忍即忍耐，忍耐法只适用于较小的情绪波动。我们常说生气就是用别人的错误惩罚自己，在生活中，各种压力容易使人烦躁和生气，但要学会适当忍耐，如果此类事情为生活琐事，或者对个人生活不会造成较大的影响，大可选择忍耐和宽恕。

（2）自然泄怒法

无法忍耐就发泄，但是应发泄有度，及时、自然地将心中的怒气释放出来，就不会在体内不断积累而导致暴怒。平时有怒气时可以向知己、亲人倾诉，或者做自己喜欢的事情，比如跑步、高声歌唱等，这些都是发泄怒气的方法。

第三节 喜伤心

1. 何为喜

喜是因事遂心愿或自觉随心而心情愉快的一种表现。情绪的愉悦和快乐可以疏泄心气，但是如果过喜则心气涣散，耗伤心血，欢喜不及则心气郁结而得不到疏泄，导致气血瘀滞。

"范进中举"就蕴含着大喜伤心的道理。范进是村里的一个读书人，连续科考，却只中了一个秀才。不知不觉到了六月底，同行的秀才们都约范进去参加乡试。终于到了发榜那天，家里没米煮早饭，母亲盼咐范进说："我还有一只生蛋的母鸡，你快拿去集市上卖了，买几升米煮稀饭吃。"范进慌忙抱了鸡出门去集市卖。不一会儿，只听到一阵锣声，三个人骑着马

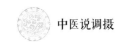

闯了进来。连连叫道："快请范老爷出来，恭喜中举了！"众人急忙去寻范
进，邻居说："范老爷，快点回去！恭喜您中了举人，报喜的人挤了一屋
呢！"范进起初以为是大家在骗他所以当作听不见，直到回到家后，报录
人见了范进说："太好了，新贵人回来了。"范进三两步走进屋里来，看到
屋中间升挂起了报帖，上面写着："捷报！贵府老爷范进高中广东乡试第七
名亚元。京报连登黄甲。"范进看了一遍，又念一遍，自己双手一拍，笑了
一声，说："噫！好了！我中了！"说完往后一倒，牙关紧咬，不省人事。
这个故事出自《儒林外史》，范进由于喜悦过头导致了暂时的失心疯，就是
过喜伤心的表现。

　　中医学认为，喜源于心，喜为心志，心可表达人的喜悦之情。心主
血，当你喜悦的时候，人体气血运行加速，面色红润，身体抵抗力也会提
高，可降低心脑血管疾病的发病率。心主神明，人在开心的时候自然是神
采飞扬，面带笑容且思维敏捷的，想象力丰富，创造力也能增强。心开窍
于舌，高兴时能滔滔不绝，语言流畅动听。我们也常说"心宽体胖"，人心
胸开阔，体貌自然泰然。但是，如果过于喜悦就会起到反作用，我们常常
说"乐极生悲"，过于喜悦的异常情志可损伤心，严重时还会引起心慌、心
悸、失眠、多梦、健忘等身体不适，甚至导致神志错乱、喜笑不休、悲伤
欲哭等精神方面的疾病。

2. 如何定心神

　　可用守意宁心法。"守意宁心"是指将自己的意念集中在一件事情上，
摄心归一，以此排除周身的杂念，达到宁心安神的目的。在中医传统运动
中常见此种宁心法，如传统气功、太极拳等。将自己置身于安静的环境中，
在畅快的心境中悠然自得。

第四节　忧悲伤肺

1. 何为忧悲

忧是对某种未知结果或不愿某些事情发生感到担心，进而形成的一种焦虑、沉郁的情绪状态。悲是精神烦恼、悲哀失望时产生的痛苦情绪。

我们都知道，《红楼梦》中的泪美人林黛玉整日忧心，以泪洗面，最后因肺痨而死。"忧悲伤肺"的故事在历史的长河中数不胜数。在汉武帝刘彻时期，由于征伐北方匈奴，常年用兵。相传，有一个名叫张生的人在15岁的时候自报征兵，他的母亲每日都在家门口期盼儿子的归来。一天，两天，一个月，两个月，一年，两年……一眨眼四年过去了，终于有一日，母亲收到了一封告知信，本以为是儿子要归来，没想到信中却写着儿子已在战争中不幸去世。老母亲当场就瘫坐在地，接下来更是每天以泪洗面，接连几日滴水未进，整个人变得非常消瘦，后来更是从咳嗽变为了咯血，症状变得越来越严重。就这样又过了半载，一天有人推门而进，直接扑在母亲跟前说："不孝儿回来晚了！"原来，张生并没有死，而是在战场上为人所救，侥幸活了下来。老母亲喜出望外，心情也逐渐好转，原本因为经常流泪而看不清事物的眼睛也能看清了，咳嗽、咯血也渐渐变少了。

在中医学上，忧悲源于肺，忧悲为肺志。我们的祖先通过对忧悲的观察分析发现，肺是表达人忧愁、悲伤的情志活动的主要脏器。我们常说"一把鼻涕一把泪"，这主要是因为肺开窍于鼻，肺主气，为声音之总司，若悲伤至极则无法哭出声来，我们称之为"欲哭无泪"，是一种较为严重的过度悲伤的表现。《黄帝内经》记载"因悲哀动中者，竭绝而失生"，人在悲伤过度时会因正气消散而产生多种疾病，呈现出悲观厌世的心境。过于

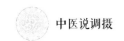

忧虑则气滞，肺气不宣。过于悲则肺肃降太过，导致肺气宣散不足，卫外不固。人在悲伤忧愁时可使肺气抑郁，气阴耗散，继而出现感冒、咳嗽等。

2. 如何抚肺情

（1）移情调和法

"移"为转移，"移情"指将自己的注意力、情绪通过一定的方法、事情进行转移，以暂时离开现在的情绪。古人认为，好的移情法一为观山水，二为学书画。山水与书画都是宁静致远的代表，可使人宁心静气。其实在现代生活中，转移注意力更为简单，看一部电影、电视剧，听一听音乐，都是很好的方法。

（2）对症解决法

每个人的悲伤与忧愁都是有原因的，大多是由于未能完成心中所愿，其实这些都可以进行对症处理，找到它们的解决方法或者替代品，这样可以快速改善悲伤情绪，还可以"以喜冲悲"，一举两得。

第五节　恐惊伤肾

1. 何为惊恐

惊指在不自知的情况下突然遇到非常事件时精神骤然紧张而骇惧的情绪表现。恐指人面临并试图摆脱某种危险而又无能为力时产生的精神极度紧张的情绪表现。过惊易导致气机紊乱，使肾气失于调畅。过恐则肾气下陷，肾气亏虚，透支肾气。

中医学讲恐惊源于肾，恐惊为肾志，肾是人们表达惊恐之志的主要脏器。肾主二便，因此人在剧烈惊恐之时会出现大小便失禁，这也是我们日常所说的"吓尿了"的原因。

中医学认为肾藏精，当人受到惊吓后会突然昏厥，不省人事，这与肾藏精、生髓充脑有一定的关系。过恐伤肾，惊恐过度会耗伤肾气，使得肾气下陷，严重的惊恐甚至还会导致人的死亡。现代研究表明，惊恐可导致血压升高，甚至昏迷、大小便失禁等，严重者还会出现精神错乱。《灵枢·口问》中就有相关描述："大惊卒恐，则血气分离，阴阳破败，经络厥绝，脉道不通，阴阳相逆，卫气稽留，经脉虚空，血气不次，乃失其常。"

2. 如何安肾惊

（1）语言暗示法

在自己特别害怕的时候，闭上眼睛，在心中默诵"别害怕""要冷静"等类似的词句来控制自己的恐惧感。

（2）情绪节制法

《吕氏春秋》说："欲有情，情有节，圣人修节以止欲，故不过行其情也。"以理性克服情感上的冲动，节制自己的情感才能维护心理的协调平衡。在日常工作和生活中，虽难免遇惊恐之事，但冷静思考，即可理智地控制自己，以免产生过激的情绪。

第六节　思伤脾

1. 何为思

思指思考、思虑，可把它列入认知、思维、意志的范畴，是一种情志状态，过思则伤脾。大家可能都听说过"相思病"，喜欢一个人、想一个人的时候会茶不思、饭不想。为什么会吃不下饭呢？这是因为脾受到伤害了，

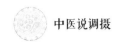

不工作了。

无论是学习还是工作，我们都在不停地思考。适度思考可以活跃人的大脑，锻炼思维能力，但我们也见过很多由于用脑过度使得身体出现异样的情况。

中医学认为，思源于脾，思为脾志。思虑主要是通过脾脏来表达的，是一种精神高度集中的情志活动。《黄帝内经》说"思则气结"，主要指冥思苦想、思虑过度可使人的气机郁结，引起多种不适，比如饮食无味、食欲下降等，还会出现头痛、头晕、气短、失眠、神疲乏力、郁闷不舒等现象，严重者甚至会出现精神错乱。

2. 如何缓脾思

（1）劳逸结合法

在紧张的工作学习过程中要学会适当地放松，比如在工作学习2小时之后听一首优美的音乐，眺望一下远方的青山绿树，都可有效缓解疲劳，这样既能提高工作效率，又可以颐养身心。

（2）冥想法

可选一个安静的地方，找一把舒服的躺椅，闭目静思，想象自己在大海边，海浪轻轻翻涌，不时地有咸咸的海风吹过，想象自己在绿油油的丛林之中，一片清新的树叶落下，从你的脸颊掠过，一声声清澈的鸟鸣声响在耳畔。这样可帮助我们放下思虑。

第八章

九种体质养生法

第一节 什么是体质

在生活中，我们常常会谈起有人是喝口凉水就会发胖的体质，有人是怎么吃都不会胖的体质，有人是不知道什么时候就会过敏的体质……其实，世界上没有相同的个体，每个人的体质自然也有一定的差异。

体质是指人的生命过程中，在先天赋予及后天获得的基础上形成的生理结构、心理状态等多方面的相对稳定的固有特质。《黄帝内经》认为，人体体质的形成秉承于先天，得养于后天，既受先天因素的影响，又与后天生活环境有密切的联系。我国第一部《中医体质分类与判定》标准于 2009 年正式发布，使体质分类更加科学化、规范化，该标准将体质分为平和质、气虚质、阳虚质、阴虚质、痰湿质、湿热质、血瘀质、气郁质、特禀质九种类型。下面我们来了解一下不同的体质分别有哪些特点，应如何养生。

第二节 爱生病的气虚质

胸闷气短、倦怠乏力是气虚质的典型表现，在生气或运动后这种症状往往会加重，甚至有喘不过气来的感觉。小刘是一个 25 岁的程序员，常常编写代码到半夜，在公司连续工作 3 年之后，发现自己稍一爬楼梯就气喘吁吁，更别提做一些剧烈运动了。后来由于长时间超负荷工作，小刘辞职在家承接一些零活，但长期以来还是持续坐在电脑前工作，睡眠虽然比以前好了一些，但还是经常气喘。这种情况就属于典型的由于休息睡眠不足、缺乏运动导致的气虚。从体质分析上来讲，小刘的体质属于"气虚质"。

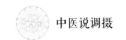

1. 气虚质的特征与判断

（1）气虚质特征

以疲乏、气短、自汗、语音低怯为主要特征，性格内向且情绪非常不稳定，喜生气，胆小，对外界的风、寒、暑、湿耐受力均较差。

（2）气虚质的自问式（是、否）判断

①是否经常容易疲倦？（是）

②是否容易胸闷气短，稍一运动便呼吸短促？（是）

③是否喜欢生闷气，情绪不稳定？（是）

④说话是否常常有气无力，是否喜欢安静？（是）

⑤是否稍稍运动就会出虚汗？（是）

2. 气虚体质者应如何养生

"气"是人的三宝之一，不仅有"卫外"的作用，还可"固密"。"卫外"主要指保护我们的身体不受到来自外界的邪气的侵害，使人体处于相对健康的状态，与西医学所指的"抵抗力"作用相似；"固密"指稳固我们体内对身体有利的物质，维持血液的正常循环状态，控制大小便的正常排出，有效调节脏腑的正常功能。

气虚体质者的养生主要在于"养气"，只要能保持正气充足，自然可使"气"的功能正常运作。

（1）练筋骨

气虚体质者往往体能较差，运动耐受力差，运动时易耗元气，因此应选取合适的运动项目，比如太极拳、太极剑等传统养生运动，以及瑜伽、健身操、慢跑等现代式运动。运动时要注意运动强度、力度及时间，宜在晨起空气清新，阳气升发的时候运动，这样不仅可以补充身体的阳气，还可以增强体质，但运动时间不宜过长，稍出汗后即可停止运动。

（2）饮食补气

调理脏腑功能要从饮食起居的细节之处做起，配合推拿等传统养生手段，进一步改善体质。

俗话说"药补不如食补"，气虚体质者一般脾胃功能偏弱，饮食上要注意荤素搭配，营养全面，三餐规律。气虚体质者宜平补，多选用味甘性平或温性的营养丰富且易消化的食物，比如粳米、小米、山药、扁豆、红枣、莲子、南瓜、豆腐、牛肉、鸡肉、青鱼、鲫鱼、鲤鱼、虾、蘑菇等，要少吃生冷辛辣的食物，否则容易损伤脾胃。

适合气虚质人群的食谱：黄芪山药乌鸡汤。

食材：乌鸡1只，火腿1根，莲子10克，红枣6个，枸杞子10克，黄芪30克，山药300克，料酒、葱、姜适量。

烹饪方法：将乌鸡剁成小块，入开水焯去血沫，洗净。将鸡块、火腿丁、莲子、山药放入陶锅，加料酒、葱、姜和清水上大火煮开后，改用小火煲2个小时。准备4个陶瓷或紫砂的汤罐，将洗净的枸杞子、黄芪四等分放入汤罐，每罐加红枣2粒，然后从事先煲好的汤料捞去葱、姜，四等分装入汤罐，隔水蒸2～3小时即可。喝前根据个人口味加适量盐。

功效：补血益气，健脾养胃。

（3）生活起居要注意

气虚体质者对于季节气候变化的适应能力较差，因此在生活起居上应根据季节和气候的变化及时进行调整。春季气候变化较大，乍暖还寒，因此减脱冬装尤应谨慎，不可骤减。夏日炎热，皮肤毛孔张开，风寒湿邪容易侵入，所以不要长时间待在空调房中，也要避免在烈日下长时间活动。秋季由热转凉，初秋时节不宜一下子穿太多衣服，否则易削弱人体对气候逐渐变冷的适应能力。冬季气候寒冷，应注意日出而作，日落而息，房事必须有节制，以养肾保精，固本培元。

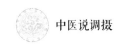

（4）常揉补气穴

肺俞穴：位于第3胸椎棘突旁开1.5寸，每天早、晚各300次，可以调补肺气，补虚清热。

气海穴：顾名思义，按揉此穴可以让元气壮大如海。气海穴在我们小腹部肚脐正中线下1.5寸，有培补元气的作用，也被称为"丹田"，每天早、晚各揉300次。此穴也可进行艾灸治疗。

关元穴：关元穴和气海穴是"好邻居"，这是因为关元穴在小腹部肚脐正中线下3寸处，离气海穴很近，而且在临床上，这两个穴位联合起来使用效果更好，可以起到1+1 > 2的效果。关元穴同样有培元固本的作用，可以早、晚各揉300次或进行艾灸。两穴联合应用，可让人元气满满！

（5）调控情志

过多的思虑耗费精神，损伤元气，会加重气虚。气虚体质人群往往性格内向，情绪不稳定，喜生气，胆小，比较保守，因此气虚体质者应注重调控情志，宁神养心。自古养生家们就倡导养神应少私寡欲，以阔达的心态面对生活，这样有利于保持良好的心理状态。

第三节　畏寒怕冷的阳虚质

俗话说"二八月，乱穿衣"，其实这中间蕴含着有趣的养生哲理。二八月，面对同样的天气情况，为什么有的人穿短袖，而有的人则裹着厚厚的棉衣？

事实上，不是穿着厚厚棉衣的人不想穿得少一些，而是体质不允许。记得我曾接诊过一位女士，一年四季都怕冷。她说自己从小就怕冷，总是手脚冰凉。夏天的时候，单位的同事把空调开到十七八摄氏度直呼舒服，她把空调开到二十七八摄氏度还是感觉冷。这位女士就是典型的阳虚体质。

阳虚，顾名思义，就是指体内的阳气不充足，阳气不足，生命之火不旺盛，各个脏腑器官得不到温煦，人自然就会出现精神不振、畏寒怕冷等一系列表现。

1. 阳虚质的特征与判断

（1）阳虚质特征

畏寒怕冷，手足不温，面色偏白，性格较沉静、内向，不喜言语。对外界环境的适应能力较差。

（2）阳虚质的自问式（是、否）判断

①你是否容易手脚发凉？（是）

②你吃凉东西之后是否容易腹泻？（是）

③你的腰膝部、背部是否更容易怕冷？（是）

④你是否比别人更容易感冒？（是）

2. 阳虚体质者应如何养生

"阳"代表太阳，代表温暖，是一种活力的象征。"阳虚"就是指温暖不足，活力不够，因此阳虚体质者在养生方面主要以补阳、护阳为主。

（1）动能补阳

中医学认为，动能生阳，多运动可以加速周身的气血运行，生发阳气。阳虚体质者可选择在暖和的天气里进行户外运动，但是阳虚体质者不适宜进行剧烈的运动，避免出现挥汗如雨的情况。阳虚体质者还要少进行游泳等水上运动，因为人在水中运动会增加热量的消耗，如果水温过低还会使阳气受到折损。阳虚体质者较适合选择太极拳、八段锦、舞蹈等舒缓柔和的运动。晒太阳也是简单实用的方法，中午是一天中阳气最旺盛的时候，可以外出晒一晒太阳，不要戴帽子，因为我们的头顶有一个百会穴，位于头顶正中线与两耳尖连线的交点处，晒一晒百会穴可以更好地升发阳气。

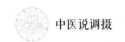

（2）吃能补阳

就像冷藏柜中越是放冰冷的东西寒气越重，阳虚体质者食用冷的食物对身体来说无疑是雪上加霜，因此阳虚体质者应多吃温热性质的食物，少吃生冷寒凉的食物。冬季由于外界比较寒冷，更应该食用具有温阳御寒功效的食物以储藏热量，使身体有足够的阳气温养五脏六腑，提高身体抗寒的能力，减少疾病的发生。羊肉、干姜、肉桂、荔枝、茴香等就是常见的具有温阳功效的食物。

食谱一：红白萝卜炖羊肉。

食材：羊肉500克，白萝卜150克，胡萝卜150克，枸杞子5克，大葱1根，鲜姜3克，大料、料酒各适量。

烹饪方法：将羊肉洗净，切成3～5厘米的块，白萝卜、胡萝卜洗净，切成3～5厘米的滚刀块，备用。将羊肉块放入滚水中煮5分钟，除去血沫，捞出用流水冲净。大葱切段，鲜姜切片。炒锅中加油烧热，放入大葱段、鲜姜片和大料爆香，加入烫好的羊肉块，烹入料酒拌炒均匀，倒入适量的清水烧开，盖上锅盖转小火焖至羊肉七成熟，加入萝卜块、枸杞子、盐和胡椒粉拌匀，继续煮至羊肉和萝卜软烂即可。

功效：温阳补虚。

食谱二：杏仁凉拌茴香。

食材：杏仁50克，小茴香500克，橄榄油、盐各适量。

烹饪方法：将小茴香用净水泡洗干净，沥水待用。杏仁用微火炒一下，冷却待用。将小茴香和杏仁放在一起，加橄榄油、盐后拌匀，即可装盘食用。

功效：温阳补火，散寒理气（此食疗方中选用小茴香，也可使用大茴香，即八角，也有温阳的作用）。

（3）艾灸升阳

艾灸疗法是阳虚体质人群补阳的较好方式之一。艾灸能温经散寒、行气通络、益气温阳，通过艾灸之法，可使阳气保持常盛，正气充足，如此病邪则不易侵犯人体。艾灸疗法操作简单，安全性较好。常用的改善阳虚的穴位包括腰上的命门穴（后正中线上，第 2 腰椎棘突下凹陷中）、肾俞穴（第 2 腰椎棘突旁开 1.5 寸处），以及腹部的神阙穴（肚脐处）、气海穴（腹正中线脐下 1.5 寸）、关元穴（腹正中线脐下 3 寸处）、中极穴（腹正中线脐下 4 寸处）。

第四节　易内热的阴虚质

阴虚体质者在生活中也很常见，大多数阴虚体质者形体瘦长，面颊发红，手脚心容易发热出汗。小张是一名服装设计师，工作繁忙，再加上平时饮食、生活习惯较差，常常在晚上睡觉时手脚心发热出汗，口渴难耐。小张以为是自己的火气太大了，于是自己到药店购买了清热类药物，结果吃下后发现自己发热盗汗的情况不仅没有改善，反而还加重了。小张就是典型的阴虚体质，由于体内的津液精血不足导致了发热，也就是我们常说的阴虚内热。

1. 阴虚质的特征与判断

（1）阴虚质特征

面颊泛红，手心发热，易口干舌燥，喜冷食，睡眠质量较差，性格急躁，易发脾气，常常不耐受暑热。

（2）阴虚质的自问式（是、否）判断

①你常常感到手脚心及脸颊发热吗？（是）

②你是否经常便秘？（是）

③你是否常常口干舌燥想喝水？（是）

④你是否经常觉得眼睛干涩？（是）

⑤你是否经常觉得自己口唇颜色比较鲜艳？（是）

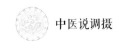

2. 阴虚体质者应如何养生

"阴虚"自然是指"阴"的亏损，中医学认为人体中的津液、精、血都属"阴"，如果正常的人体之阴缺乏不足，相关脏腑就会阴阳失衡，就像植物没有了水的浇灌一样会逐渐枯萎。因此，阴虚体质者应注意八字养生：滋阴润燥，清热除烦。

（1）滋阴润燥有良方

食养与药疗都是滋阴润燥的好方法。在饮食上，阴虚体质者可多吃清淡滋润类的食物，多吃新鲜的蔬菜水果等富含纤维素、维生素的食物，切忌食用辛辣刺激性食物。临床上常用的滋阴药物有生地黄、麦冬、灵芝、玉竹、北沙参、女贞子等。"地黄丸"类药物，比如六味地黄丸、知柏地黄丸、桂附地黄丸、麦味地黄丸等，是人们比较熟悉的补肾药物，一般来说阴虚体质者可服用六味地黄丸，以改善肾阴亏损、骨蒸潮热，知柏地黄丸也是补阴经典代表方，不仅可以滋阴润燥，还可清火除热，改善口干、潮热等症状。但需要注意的是，以上药物的使用必须在专业医生的指导下进行。

食谱一：香煎鸭肉。

食材：鸭腿2只，菜心4根，其余调料适量。

烹饪方法：鸭腿清洗干净，分离鸭肉和腿骨。将盐、醋、黄酒、老抽、花椒粉、胡椒粉等调味料与鸭腿一同放入一个容器中，抓匀，用保鲜膜包好腌制。菜心洗净焯水，加少许盐和香油拌匀。取出鸭腿，拍上面粉，在平底锅中抹一层食用油，放入鸭腿煎到内熟外黄。将煎好的鸭腿肉切成厚片，与菜心一起码入盘中即可食用。

功效：滋阴润燥，清除内热。

食谱二：猪皮木耳汤。

食材：净猪皮300克，木耳100克，青菜、葱、姜等适量。

烹饪方法：将猪皮洗净，切成方块，入沸水中余一下，捞出洗净，再置于净锅内，倒入清水，加葱丝、姜丝、花椒、八角，烧沸后撇去浮沫，改小火煮约 1 小时，捞出沥水。木耳用清水泡发后去根，洗净，撕成碎片。取净锅，注入清汤，倒入猪皮、木耳、青菜，加入葱丝、姜丝、精盐，大火烧开，撇去浮沫，改小火煮一会儿，加味精调味，滴入香油，搅拌均匀后盛入汤碗内即成。

功效：滋阴补虚，清热利咽。

（2）清热除烦需静心

俗话说"心静自然凉"，静心是除烦热的最佳方法之一。

静心法之"书"。读书可调定神志，控制情绪。阴虚体质者易烦躁发脾气，但若能沉浸在书籍的世界中，心神自然可定。读书时可在房中摆放一些绿植，不仅有宁心的作用，还可湿润房中的空气，有助于蓄积阴气。

静心法之"茶"。优雅静谧的茶馆是调养身心的好去处，茶水的芬芳和幽然的环境可以缓解紧张烦躁的情绪，很多种类的茶都可起到滋阴润燥的作用，如枸杞茶、菊花茶、乌龙茶等。

静心法之"动"。运动为何也有静心的功效呢？人在运动的时候精神处于集中的状态，思绪相对较静，可缓解阴虚体质者的烦躁焦虑情绪。有人说阴虚体质者不适合运动，其实不然，只要在较为阴凉的地方适当运动，做到"寓动于静，适可而止"即可，避免大量出汗，及时补充水分，对身体有较大益处。如果阴虚体质者长期不运动，会导致体内阳气逐渐涣散，造成阴阳两虚。

静心法之"睡"。睡眠是养精蓄锐的最佳方法，阴虚体质者往往睡眠质量较差，容易出现多梦易醒、入睡困难的情况，因此阴虚体质者应养成早睡早起的好习惯，如果长期入睡困难，可在床头点一些助眠的熏香，或听一些轻松舒缓的音乐来帮助入睡。除了正常的起居作息以外，睡个美美的午觉也是十分必要的。有研究表明，睡午觉可有效缓解人的烦躁焦虑情绪。

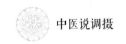

第五节　最黏人的痰湿质

痰湿质在生活中较为常见，中年人群中痰湿质者居多。在生活中，我们见到的满面油光、大腹便便的人大多数属于痰湿质。当人体的脏腑功能失调、津液运化失调、阴阳失调时会形成痰湿，痰湿中的"痰"不是指我们生活中常说的分泌物痰液，而是指津液停滞凝聚形成的病理产物。"湿"不仅包括空气潮湿、环境潮湿等外湿，还包括内湿（气机运作失调、体内津液凝聚形成的水湿）。

鲁阿姨年轻的时候身材苗条，但到中年之后体重逐渐增加，特别是在下雨天会感到全身都黏糊糊的。鲁阿姨觉得这是自身油脂分泌过于旺盛的缘故，于是经常使用"痱子粉"等粉状干燥物涂抹身体，可时间久了，鲁阿姨觉得涂抹之后皮肤先是变得越来越干，而后油出得更加厉害了，不仅如此，还经常出现脸色发黄、眼圈浮肿等问题，体重也在不断增加。鲁阿姨的各种表现提示她可能属于较为典型的痰湿体质。

1. 痰湿质的特征与判断

（1）痰湿质特征

痰湿若表现在面部，可见皮肤发黄油腻；痰湿凝聚在肌表，则表现为腹部松软、形体肥胖；痰湿若凝聚于肺部，则出现胸闷痰多的症状；痰浊向上泛于口部，则出现口黏口腻。性格方面多善于忍耐，偏温和，对于梅雨天气的适应能力较差。

（2）痰湿质的自问式（是、否）判断

①你的嘴里是否常常有黏黏的感觉？（是）

②你是否形体肥胖、腹部饱满，或者会突然增重？（是）

③你平时是否痰多不易咳出？（是）

④你是否感到胸闷或身体沉重不轻盈？（是）

⑤你是否害怕梅雨天气，或一到梅雨天气就全身黏糊糊的？（是）

2. 痰湿体质者应如何养生

中医学认为，体内水湿积聚过多会变成痰饮，即湿聚为水，积水成饮，饮凝成痰，会影响人们的脏腑功能，导致疾病的发生，"水多成灾"。痰湿体质者除肥胖、易出油外，慢性支气管炎、高血压、高脂血症、冠心病、糖尿病等慢性疾病的患病风险也较高。改善痰湿体质，化痰除湿是关键。

（1）运动除湿

排汗是除湿的有效途径，可通过适当的运动达到排汗的效果，有利于痰湿的消散。痰湿体质者应长期坚持进行体育锻炼，运动强度以稍稍出汗为宜，活动量可以根据自己的耐受力逐渐加强，但是冬季应注意运动前后的保暖，夏季运动应在清凉的环境下进行。那么适合痰湿体质者的运动有哪些呢？

一是快走。快走适合于运动耐受力较差的痰湿体质者，坚持每天快步走 30 分钟，可使四肢经脉畅通，有效祛除湿邪。

二是八段锦。八段锦融合了"天人合一""阴阳平衡"等中医理论，运动方式柔和且有劲力，八段锦的"锦"字还可理解为单个导引术式的汇集，如丝锦那样连绵不断，是一套完整的健身方法。

（2）起居有道

痰湿体质者在起居养生上也需特别注意。首先，可经常进行日光浴，保持室内干燥通风，夏季天气炎热潮湿的时候不要吹风扇、喝冷饮，冬季气候寒冷，不要进行过多的户外活动。其次，痰湿体质者不宜睡懒觉，应保证睡眠充足且规律，勤更换床褥，衣着保持宽松舒适。最后，不要洗冷水澡，但水温也不宜过高，洗澡完毕后尽快穿好衣物，以免湿邪通过毛孔

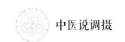

进入体内。

（3）食疗痰湿

食疗是改善痰湿体质的好方法，其原则是忌肥腻、勿暴食、不食甜、须清淡。有利于利水祛湿化痰的食物有薏苡仁、大米、小米、燕麦、生姜、芦笋、冬瓜等。

食谱一：红豆薏苡仁水。

食材：薏苡仁100克，红豆50克。

烹饪方法：将红豆和薏苡仁淘洗干净后泡几个小时。将泡好的红豆和薏苡仁放入锅中，添加适量清水，水量要比平时煮粥时多些，煮2个小时后即可过滤饮用。

功效：除湿利尿。

食谱二：茯苓山药排骨汤。

食材：排骨500克，山药300克，枸杞子10克，胡萝卜100克，茯苓50克，生姜3克。

烹饪方法：先将排骨清洗干净，加入半锅清水，用大火烧开煮3分钟后撇去浮沫，关火，把排骨捞出洗净。生姜切片，山药洗净，削去外皮，切成滚刀块备用，胡萝卜同样切成滚刀块备用。砂锅中加入适量水烧开，把排骨和生姜、茯苓、料酒、八角等一起放入锅中，用大火烧开后转小火。加入几滴白醋，小火煮1小时后再放入山药、胡萝卜，小火再煮1小时，放入枸杞子，最后加盐调味即可食用。

功效：健脾除湿。

第六节　烦热不爽的湿热质

在生活中有这样一类人群，经常会感觉到身体困重，烦躁爱发火，有的还会感觉脸上总是油乎乎的，容易起痘，大便黏滞不爽等。这类人群其实就属于湿热体质。

湿热质人群体内既有湿邪，又有热邪，主要是由脾胃功能失调所致。脾主运化水湿，脾胃虚弱时无法正常运化和输布津液到全身导致水湿内停。湿邪有重浊、黏滞的特点，所以体内有湿邪的人会感觉到身体困重，像是被裹了一层半干的衣服一样，有种说不出的不舒爽。如果湿邪过重，就会导致体内阳气运行受阻，进而郁积导致内生热邪。久而久之，热邪与湿邪相合便会产生湿热。打个比方，一个干草堆如果受到雨淋就会变湿，时间久了就会内部发酵生热。取象比类，人体亦是如此。

1. 湿热质的特征与判断

（1）湿热质特征

身体困重，容易心烦急躁，因为湿热阻遏气机，所以有时候会感觉到胸闷气短，伴有口干、口苦、口臭、口渴欲饮等症状，如厕时会感觉大便黏滞不爽或燥结，小便短黄等。

（2）湿热质的自问式（是、否）判断

①你是否爱发脾气，易烦躁？（是）

②你是否感觉身困如裹？（是）

③你平时是否有口干、口苦、口臭、口渴欲饮等症状？（是）

④你是否油光满面，脸上经常长痘？（是）

⑤你是否大便黏滞不爽或燥结，小便短黄？（是）

2. 湿热体质者应如何养生

湿热体质人群容易出现皮肤问题，以及泌尿生殖、消化系统疾病等。如果是脾胃湿热，就会表现为脘闷腹满、恶心厌食、大便溏稀等；如果是肝胆湿热，会表现为肝区胀痛、口苦、口干、口渴等；如果是膀胱湿热，则见尿频、尿急、涩少而痛、色黄浊；如果是大肠湿热，会表现为腹痛腹泻、大便黏滞，甚至里急后重、脓血便、肛门灼热等。除上述表现外，还会出现痤疮、酒渣鼻、毛囊炎、湿疹、体癣、牙龈炎、脂肪肝、糖尿病、高脂血症，男子阴囊潮湿，女子带下色黄、量多、味秽等病症。所以，湿热体质人群想要降低患病可能，应及时调理自身体质。

（1）运动除湿热

湿热体质人群要坚持进行耐力运动，比如中长跑、游泳、球类、攀岩等，可帮助消除体内的湿邪和热邪。瑜伽、五禽戏、太极拳等可帮助舒展筋骨关节，达到清利湿热的作用。

（2）起居有道

湿热体质者应起居有节，作息规律，早睡早起，避免熬夜。应避免长时间在潮湿的环境中工作生活，要注意室内通风。平时穿衣应以宽松的棉、麻等透气、容易散湿散热的材质为主。

（3）食疗除湿热

很多食物可以帮助身体清除湿热，如粳米、莲藕、秋葵、赤小豆、薏苡仁、土茯苓、猪肚、苦瓜、绿豆、冬瓜、丝瓜等。应少吃肥甘厚腻、油炸、烧烤等食物。

食谱一：绿豆薏苡仁粥。

食材：绿豆 50 克，薏苡仁 30 克，大米 100 克，冰糖适量。

烹饪方法：把绿豆、薏苡仁、大米洗净煮粥，待熟后再加入冰糖，拌匀即可食用。

功效：清热，祛湿，解暑。

食谱二：泥鳅炖豆腐。

食材：泥鳅 300 克，豆腐 150 克。

烹饪方法：泥鳅清洗处理干净，豆腐切块。先将泥鳅入锅，加适量的清水和盐炖煮至五成熟后加入豆腐，等到泥鳅熟烂后即可食用。

功效：清热利湿。

第七节　血脉不畅的血瘀质

中医学讲"脉者，血之府"，血脉是血液循行的通道，血脉如果不通畅，就会导致血液瘀滞。就像城市中的堵车现象一样，一旦发生事故造成拥堵，就会越堵越多，越堵越长，血管中只要一处的血液拥堵，就会影响全身血液的流通，时间久了，血液停积在体内就会生成病理产物。小宁是一名设计师，在她 25 岁的时候脸颊上开始长出许多褐色的斑点，使用了各种名贵的化妆品还是无济于事。不仅如此，小宁在月经期间会排出很多血块，月经颜色常常呈暗红色，早上刷牙时还经常出现牙龈出血。时间久了，小宁的皮肤变得越来越差，性格也变得暴躁易怒，但到医院检查后凝血功能等指标却一切正常。从小宁的情况来看，小宁就是典型的血瘀体质，如果不及时调理，随着时间的推移、年龄的增长，血瘀会越发严重，甚至会导致血栓，增大了冠心病、脑出血等疾病的发病率。

1. 血瘀质的特征与判断

（1）血瘀质的特征

肤色晦暗，舌质紫暗，皮肤偏暗，眼眶暗黑，女性经血中多有血块，性格易怒，急躁健忘，对寒冷天气的适应能力较差。

（2）血瘀质的自问式（是、否）判断

①你是否面色晦暗或容易出现黄褐斑？（是）

②你的脸颊部是否有细微血丝？（是）

③你是否经常会出现黑眼圈？口唇颜色偏暗吗？（是）

④你是否经常脾气急躁？（是）

⑤你的皮肤是否会在不知不觉中出现小瘀点或青紫瘀斑？（是）

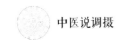

2. 血瘀体质者应如何养生

血瘀体质是指体内有血液运行不畅的潜在倾向或瘀血内阻的病理基础，并表现出一系列以瘀血为主要特征的外在征象的体质状态。中医学认为，气和血同根同源，气是推动血液在全身运行的基础，可使血液正常流动而不溢出至脉外，因此气无力推动是瘀血形成的重要原因之一。在养生上，血瘀体质者应注重行气、活血、化瘀。

（1）养肝行气

中医学认为心主血、肝藏血，肝能够贮藏一定的血液，以供人体活动所需，促进气血运行，以滋养体内各个脏腑。肝主疏泄，可调节水液代谢，维持气血运行。若肝的疏泄功能失常，就会引起肝气郁滞，气机的推动作用也会减弱。疏肝理气先调情志，让自己处在轻松愉悦的氛围中，可以让自己沉浸在音乐中，沉浸在大自然中，动静结合，即可静心养神，又可活动筋骨，肝气疏通，则气血运行畅通。

（2）运动活血

运动可以增进气血的流通，但是瘀血体质人群大多伴有气虚、阳虚等其他情况，不适合进行高强度的运动，可在自己的运动耐受范围内选择适合自己的运动。适合血瘀体质者的运动项目有快走、慢跑、骑行、太极拳、太极剑、八段锦等。其中，太极类（太极拳、太极剑）运动在运动过程中能兼顾气血，有效地助气行血。无论进行哪种运动，在运动时都应保持均匀的呼吸，及时补充运动消耗的水分，如有呼吸困难、两腿发软、胸闷气短等严重的不适症状应及时到医院检查。

（3）食药化瘀

大自然是一个统一的有机整体，各种动植物相生相克，因此通过对食材和药材的简单搭配加工，对疾病则可产生意想不到的治疗效果，对于改善血瘀体质也是如此。适合改善血瘀体质的食物和药材有：桃仁（活血散瘀）、橘子（理气除燥）、山楂（活血化瘀）、乌鸡（活血养血）、红花（活血化瘀）、益母草（通经活血）、三七（活血化瘀）等。

食谱一：拔丝桃仁。

食材：桃仁 200 克，冰糖适量。

烹饪方法：向锅内放入 1/3 量的水，倒入桃仁煮 2 分钟，去涩味，沥出水分。锅内放油烧热，倒入桃仁用中火慢慢炒熟，至白色的桃仁肉微微泛黄后沥油捞出。锅内放入两勺水烧开，加白糖，待其溶化成糖稀后倒入桃仁，慢慢翻炒，直到糖稀全部裹在桃仁上即可出锅。

功效：活血化瘀。

食谱二：山楂糕。

食材：山楂 150 克，藕粉 15 克，白糖 100 克。

烹饪方法：山楂清洗干净，一剖两半，去掉底部和山楂核。锅里倒入清水烧开，放入加工好的山楂，小火煮 20 分钟至山楂软烂。待山楂稍凉后，将山楂连同剩余的汁水一起放入搅拌机内搅打成果泥。将山楂果泥倒入锅中，加入 100 克白糖，小火慢慢搅拌，直至果泥变得黏稠冒泡。用少许凉白开水将藕粉溶化，倒入锅中，小火搅拌至非常黏稠，然后趁热倒入容器内，待冷却后即可切块食用。

功效：健胃理气，活血化瘀。

还有一个小验方疗效非常好，叫作桂枝茯苓丸，出自《金匮要略》，是千年来治疗血瘀证的有效良方，需在专业医生的指导下使用。

方剂：桂枝、茯苓、牡丹皮、白芍、桃仁各 9 克。

用法：上药共为末，炼蜜为丸，每日服 3 ～ 5 克。

功效：活血化瘀，缓消瘀块。

（4）针刺艾灸，行气活血

经络是体内气血运行的通道，穴位是气血汇聚之处，通过针刺、艾灸、按摩穴位可以达到活血通络的效果。改善瘀血体质，常用的穴位有膈俞（第 7 胸椎棘突下，旁开 1.5 寸）、肝俞（第 9 胸椎棘突下，旁开 1.5

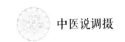

寸）、太冲（足背侧，当第1、2跖骨间隙的前方凹陷处）、三阴交（小腿内侧，踝关节上3寸）。有瘀血的地方治疗时往往会有刺痛感，可以进行局部按摩、热敷、针刺等，痛点不明确时可以在周围循经络按摩。还可用艾灸的方法进行调理，足三里是常用穴位之一，位于外膝眼下3寸，胫骨边缘，是足阳明胃经的要穴。每周艾灸足三里2次，每次灸15分钟左右，艾灸时局部皮肤发红后可将艾条缓慢沿足三里上下移动，注意不要烧伤皮肤。血海穴也是常用的艾灸穴位，在股前区，髌底内侧端上2寸，股内侧肌隆起处，艾炷灸或温针灸5～7壮，艾条灸10～20分钟。

第八节　不开心的气郁质

说起"气郁"，大家可能都会想到多愁善感、楚楚可怜的泪姑娘林黛玉。气郁是由于长期的情绪低落造成气机郁滞，从而形成的以性格不稳定、敏感脆弱为主要表现的体质状态。气郁体质者逐年增多，与我们现在的生活状态息息相关，多方面的压力及快节奏的生活是造成气郁的主要原因。事实上，人的心理承受能力是有一定阈值的，一旦超出，心理防线的崩塌会给情绪带来更大的刺激，长期如此，就会诱发各种疾病。

1. 气郁质的特征与判断

（1）气郁质特征

以神情抑郁、少言寡语、敏感多疑为主，大多伴睡眠质量差、食欲减退、头痛等。

（2）气郁质的自问式（是、否）判断

①你感到焦虑不安，情绪低落吗？（是）

②你常常无缘无故叹气吗？（是）

③你是否经常入睡困难，多梦易醒？（是）

④你是否心理承受能力差，常常多愁善感？（是）

⑤你是否常常感到两胁（女性还包括乳房）胀痛？（是）

2. 气郁体质者应如何养生

俗话说"心病还须心药医"，中医学认为，人的情志对应五脏，气郁最伤肝，肝性喜调达而恶抑郁，长期情志抑郁会使肝脏的疏泄功能下降。除此以外，气机郁而不畅，或情志不调，或痰湿积聚，可致气机不通，脏腑经络功能障碍，可累及心、胃、大肠、小肠，现代研究发现此类体质人群更易生肿瘤。而改善气郁体质，还应从调节情绪入手。

（1）避免思虑过度，以免劳神伤津

《饮膳正要》讲道："善摄生者……不劳神，不劳形，神形既安，病患何由而致也。"要避免思虑过度，不要用过多的时间持续思考困难的事情，以免劳神伤津，应遵循《黄帝内经》中所讲的"以恬愉为务"，清净养神，乐观豁达，无邪念妄想，安神定气。

（2）合理起居，调畅情志

要规律作息，保证睡眠，避寒就暖，不要熬夜，做到五通畅，即情志通、血脉通、二便通、汗孔通和月经通。日常生活中要注意进行适当的情绪发泄，可选择对自己身体无害的多种方式，比如多听一些轻松欢快或激越振奋的音乐，可以使自己身心舒展。

（3）食物来帮助，疏肝解郁笑常驻

气郁，顾名思义就是指气不顺，想要调理的话，适当多吃有行气作用的食物自然是没有问题的。气郁体质的调理尤其要注重补益气血、调肝养肝、理气解郁和健脾养胃，比如当归、白芍、熟地黄、桑椹、枸杞子、大枣、猪肝等具有补血作用的食物，就可在专业医生的指导下用来舒解气郁。

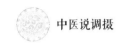

食养同样有禁忌，气郁体质人群特别容易上火，在平时的饮食中要注意不要吃助阳生燥的食物，否则会加重身体的不适。青椒炒猪肝是常见的食疗方之一。

食材：猪肝 200 克，青椒 2 个，红椒 1 个，姜、蒜片适量。

烹饪方法：猪肝洗净切成薄片，加入姜片、蒜片、料酒、少许老抽、少许嫩肉粉腌渍入味。青红辣椒切粗丝。热油锅里放入花椒、豆瓣、葱白炒香后放入猪肝爆炒，再加青红椒丝，炒几十秒后加入鸡精，即可食用。

第九节　爱过敏的特禀质

有的人闻见异常的气味就会打喷嚏，有的人喝一杯牛奶后就会起疹子，有的人在寒冷、大雾天气会出现哮喘，其实这些就是我们常说的过敏反应，在中医学上，我们一般将容易过敏的人群归属于特禀体质。当然，特禀体质不仅仅包括过敏体质，从"特"字来看，一些特殊状态的体质均可划分为特禀体质，比如遗传病体质、胎传体质等都属于特禀体质，可以简单地将特禀体质理解为禀受于父母的一种特殊体质，因此特禀体质是受遗传因素影响最大的一种体质。根据大数据统计，特禀体质中最常见的便是过敏体质。小宾是一个 10 岁的孩子，平时没有任何不适。一年夏天，他跟着父母到山里旅游，参加了一项坐着充气皮船顺着山林间的河流进行漂流的活动，漂至中下段时正值山林深处，河水较凉，小宾告诉父母自己不舒服，气喘得越来越厉害，父母赶紧带着小宾下船并为他穿上厚衣物到阳光充足的地方坐下，这才让气喘缓解了许多。回家后经过检查，发现小宾是因为对冷空气过敏而发生哮喘的。小宾的体质就属于这种特禀体质。

1. 特禀质的特征与判断

（1）特禀质特征

以过敏反应为主，少数有先天禀赋异常。

（2）特禀质的自问式（是、否）判断

①当你没有感冒的时候是否也会打喷嚏、鼻塞、流鼻涕？（是）

②你是否容易过敏（对药物、食物、花粉、气味等过敏）？（是）

③你是否常常因季节变化、温度变化等原因而咳喘？（是）

④你是否有不可逆的先天遗传特点？（是）

2. 特禀体质者应如何养生

通过对特禀体质的分析，由遗传、胎传等形成的体质一般无法调理或者改变，但过敏问题不仅能防，还能调。从西医学角度讲，过敏主要是指因为受到过敏原的刺激而形成的一系列反应。从中医学角度讲，过敏体质主要是由体内正气不足，导致抵御外界邪气的"卫气"变弱所致。因此，过敏体质的人群不仅要注意远离过敏原，还要注意益气固表。

（1）常乐观，勿在意

由于过敏体质人群对外界的适应能力较差，常常担心会因为不小心接触到过敏原而出现过敏表现，因而会有不同程度的内向、敏感、多疑、焦虑、抑郁等心理反应。每个人都是独特的，是最好的，要正确看待自己的过敏体质，不要因此而自卑、忧伤，做好相应的防护，多与外面的世界接触，培养兴趣爱好，充实自己的生活，以乐观的心态去对待生活中的每一个人、每一件事，可以与和自己体质相同的朋友进行交流，分享彼此的生活日常和预防心得。

（2）慎起居，多运动

在生活中应根据自身的体质特点注意避开相应的过敏原，这样可以有效避免与过敏原的接触，外出常备防治过敏的药物，以免出现严重的过敏

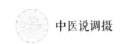

症状。四季更替时应当注意保暖，适当增减衣物，保证睡眠充足，精力充沛。过敏体质者最容易出现"水土不服"，去一个新地方前应提前熟悉那里的气候环境，做好充分的准备。在春暖花开的易过敏季节，出门时应戴好口罩，做好防护，避免受风。在饮食方面，应尽量避开不常见的食物及易引起过敏的食物。运动是改善过敏体质的一种好方法，可以促进气血循环，有助于增强免疫力，还能增强对环境的适应能力。根据体质特点，过敏体质的人群尽量不要进行过多户外运动，因为户外的花粉、柳絮等易引起过敏的物质较多，选择运动项目时应以室内运动为主，如太极拳、瑜伽、健身操等。

第十节　理想的平和质

平和体质是一种理想的体质。何为"平和"？是阴阳平衡，不偏不倚。有的人天生禀赋良好，有的人后天养生得当，平和体质的人往往精力充沛，身强力壮，脏腑功能强，气血运行流畅。小杨小的时候身体素质较差，常常生病，上班后因为经常生病还影响到了工作，找医生调理时医生告诉他要多运动，于是他每天早上坚持跑步，进行体育锻炼。以前小杨经常进医院，稍微受冷就会感冒发热，锻炼了大半年后就几乎不用去医院了，做什么事情都感觉很有精力，晚上睡得也好。小杨通过后天的锻炼和调养，把自己变成了理想的平和质。

1. 平和质的特征与判断

（1）平和质的特征

面色红润，身强体壮，精力充沛，睡眠质量好，性格开朗随和，情绪平稳，不易生病。

（2）平和质的自问式（是、否）判断

①你是否容易感冒、打喷嚏、鼻塞、流鼻涕？（否）

②你是否容易入睡困难，多梦易醒？（否）

③你是否能适应季节变化、气候变化？（是）

④你是否常常感到抑郁、闷闷不乐、急躁？（否）

⑤你是否容易疲惫不堪？（否）

⑥你是否常常有黑眼圈，皮肤油腻？（否）

⑦你是否不容易患病？（是）

2.平和体质者应如何养生

有相关研究表明，平和体质在青少年群体中占比 86.3%，在青壮年群体中占比 65.4%，在中年群体中占比 48.3%，由此可见，随着年龄的增长，以及生活习惯等的影响，人的体质也会逐渐发生变化。现代生活节奏快，物质条件提高，在方便了生活的同时也使得处于亚健康状态人群的占比逐渐增加，不良的生活方式更是潜移默化地影响着人们的体质，因此平和质的养生主要在于了解可以通过什么样的方式来维持平和体质。平和体质者的养生重在把握好"度"。

（1）运动有度

"人体欲得劳动，但不当使极耳"的运动原则是指要根据自己的耐受程度、年龄等情况来选择适合自己的运动方式，以运动后以身体是否轻快为评判标准。一般来说，一个人每天需要半小时的运动量，以有氧运动为好。运动最重要的就是"坚持"，养生不是一两天的事情，保持健康需要时间的沉淀。

（2）食饮有节

《素问·上古天真论》中将"食饮有节"作为养生的第一准则，"节"指节制，一方面指饮食时间有规律，另一方面指饮食应定量而节制。饮食

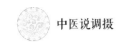

上要注意一些细节，一日应有三餐，一日三餐可使身体有效摄入所需要的营养。清代《养病庸言》指出"早餐必在寅卯之间，中餐必在午前，晚餐必在戌前，此精其时也"，这与人体消化功能的规律是一致的，一般在早上7点前后、中午12点前后和晚上6点前后适合进餐。《黄帝内经》讲道"食饮者，热无灼灼，寒无沧沧"，主要指食物不可过冷或者过热。俗语讲"饭后走一走，活到九十九"，《摄养枕中方》说"食止，行数百步，大益人"，进食后适当活动身体有利于胃肠蠕动，促进消化吸收。饭后可进行散步，同时配合摩腹，效果更佳。但是，饭后不应进行剧烈运动，否则易引发胃下垂等相关疾病。要注意膳食平衡，如《素问·脏气法时论》中就写道"五谷为养，五果为助，五畜为益，五菜为充，气味合而服之，以补精益气。此五者，有辛酸甘苦咸，各有所利……"

（3）劳逸结合

孙思邈在《备急千金要方·道林养性》中说："养生之道，常欲小劳，但莫疲及强所不能堪耳。""劳"不仅指体力劳动，还包括脑力劳动。劳逸结合能增强脏腑功能，促进气血运行，提高人体的免疫力，提高抵御外邪的能力。在房事上应做到房事有度，适度的房事生活能够使人身心愉悦，使夫妻关系和谐，但若荒淫无度则会有损健康。

（4）情绪平稳

要学会宠辱不惊，避免情绪大起大落，《黄帝内经》中就有"怒伤肝""喜伤心""思伤脾""忧伤肺""恐伤肾"等关于情志的论述。可以种花养草，培养一个自己的兴趣爱好，做自己情绪的管家。平和体质的人要注意保持良好的心理状态，用知足常乐的态度面对生活。

第九章
十二时辰养十二经络

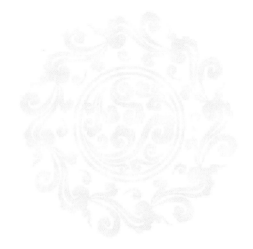

第一节　子时养出一身胆气

人与自然相应，自然变化的规律自是与人体的变化息息相通，人类之所以会不断平衡自身的"生物钟"，就是因为大自然有日夜更替与季节变化。中医学认为，十二时辰（即二十四小时）的变化也在不断影响着人们十二条经络的气血盛衰变化，早在《黄帝内经》中就有关于"子午流注"的理论记载。

子时（23—1时），胆经当令，是胆经气血运行最旺盛的时刻。养生先养胆，"凡十一脏取决于胆"，养胆气便是养脏腑，在子时睡好觉，才能完成胆的代谢，胆气生发起来，全身气血才能随之畅通，所以顺应胆经的主令会使人体气机条顺，五脏六腑皆受益。我们平时所说的"子午觉"中的"子"，指的就是这个时段，是睡眠的好时刻。人在晚上9点左右是最有困意的时候，11点之后会发现精神逐渐兴奋，往往容易失眠，这主要是由于子时阴气渐衰，阳气渐长，因此最好在晚上11点之前入睡，进入子时之后，气血灌注胆经，阳气逐渐开始升发，此时处于睡眠状态有助于养阳气，而如果在此时不睡，人体就会不断消耗生发的阳气，"阳强则寿，阳衰则夭"，阳气旺盛的人更易长寿。在生活中我们也会发现，往往晚上11点之前睡觉的人总是气色红润，头脑清醒，身强体健。

第二节　丑时保肝血脉足

丑时（1—3时），肝经当令，是肝经气血最旺盛的时刻。《灵枢·本神》讲道"肝藏血，血舍魂"，中医学认为心主血、肝藏血，肝就像是"血

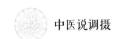

库"一般,能够贮藏一定的血液以供人体活动所需,促进气血运行,滋养体内各个脏腑。肝脏是人体的代谢器官,可储存、分配全身血液,肝血的代谢是推陈出新的过程,人体气血的正常运行有赖于肝血的充沛,而"人卧血归于肝",只有在深度睡眠下,肝血的代谢和运行才能得到更好的保证,如果在丑时还未入睡,会导致人体代谢失常,气血失调,无法推陈出新,这就是很多年轻人经常长色斑、肝脏疾病多发的原因。只有养足肝气,才能面若桃花,思维敏捷。

第三节　寅时养肺好时机

寅时(3—5时),肺经当令,全身气血都灌注至肺经。丑时肝经将血液推陈出新之后灌注至肺经,肺经会将血液推向全身各个脏腑,完成全身血液的重新分配。寅时往往是人们睡眠最深的时间,这是为了给肺经更多的活跃时间,使全身的血液分配均衡。肺脏被称为"相傅之官",如果在寅时还未睡得深沉,肺经便无法保证气血的均衡分配,会将更多的气血分配给寅时正在活跃的脏腑。肺经的这一番转换也是由静转动的过程,很多老年人常常会在寅时醒来,就是由于气血虚弱,导致肺经对于气血的分配力不从心。寅时不宜起床活动,即使已经醒来也应静静地躺着,在阳气逐渐升发起来后再起床。

第四节　卯时大肠当令紧排便

卯时(5—7时),大肠经当令,气血流注大肠经,有利于排泄。在卯时,人们会逐渐醒来。卯时在天地之象中代表天门开,此时万物因阳气的生发冒地而出，人体与天地相连，是排便的最佳时机。如果排不出，大便中的毒素停留在体内会威胁到身体健康。起床后饮用一杯温开水有助于大肠的蠕动，再加上水的滋润有利于大便排出，是解决便秘的好方法。中医学认为肺与大肠相表里，只有寅时养实了肺气，卯时才能正常地排便。经研究发现，卯时心脑血管疾病的发病率较高，因此如果患有心脑血管疾病，起床后不要用力排便，更不要急于进行运动，以免诱发相关疾病的发作。可盘足静坐，提升体内阳气。

第五节　辰时养胃吃早餐

辰时（7—9时），胃经当令，气血流注胃经。辰时消化系统能力最强，因此早上一定要吃早餐，此时进食，食物最易被消化、吸收、代谢，可以更好地提供身体所需的热量。现代生活中很多人认为早餐可以不吃，或由于上班时间紧张就不吃早餐，事实上这样容易引起肠胃疾病的发生。早餐不仅要按时吃，还不能马虎地吃，应食用营养丰富的食物，如牛奶、鸡蛋等蛋白质含量较高的食物。如果在胃经当令的时候不吃东西，会导致胃腑无所事事，进而过多地分泌胃酸，长期如此，胃病就会找上门来。

第六节　巳时健脾多喝水

巳时（9—11时），脾经当令，全身气血流注脾经。中医学讲脾主运化，在这个时段，胃腑消化过的食物中的营养在脾脏的运化作用下被更好地吸收。巳时也是人一天中精神最好的时候，大脑在此时最具有活力，可谓是一天中的黄金时期，在这个时段无论是锻炼身体还是工作学习，都会

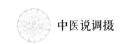

效率更高、效果更好。另外，巳时要多喝水，这样不仅有助于脾脏的运化作用，还能及时补充人体由于锻炼活动等丧失的水分。巳时养脾，锻炼饮水。

第七节　午时养心睡好午觉

午时（11—13 时），心经当令。在午时，人体气血灌注心经，中医学认为心主血脉，主神志，此时养心可促进全身气血循环。从时间上来看，午时就是我们经常说的"中午""晌午"，说起中午时会做的两件事，那自然是吃午饭和睡午觉。吃午饭，可为下午的工作学习提供充足的能量；睡午觉，便是我们常说的"子午觉"中的"午觉"。午时是自然运行交替转换的时候，睡一个饱满的午觉可调养生息，为下午的活动养精蓄锐。午时睡觉的时间控制在一小时以内即可，阳虚体质的人也可多睡半小时，有助于养足阳气。午睡时尽量选择平躺，这样不仅可以让大脑得到充分的血液养护，也可以减轻颈椎、腰椎的压力，使颈部、腰部得到充足的休息。有相关研究表明，每天中午睡半小时的人其心脏病的患病风险会降低 30%。当然，如果中午睡不着，也可以选择闭目养神，这样也能适当地养护心经。

第八节　未时小肠分清浊

未时（13—15 时），小肠经当令。小肠是有名的公正"法官"，它会将我们吃下的食物中有营养的部分进行有效的吸收，并将营养物质输送到血液中，将污浊的残渣进行处理，最后以粪便的形式排出。未时需要的是一杯温热的茶水，饮用后不仅可以稀释血液，起到保护血管的作用，还可以促进残渣的排出，起到帮助排便的作用。

第九节　申时膀胱当令升阳气

申时（15—17时），膀胱经当令。申时津液足，膀胱来当家，膀胱的作用是储藏和排出水分，申时气血流注膀胱，有利于排泄小肠下注的水液及周身的火气。膀胱是人体排泄废物的主要部位之一，因此申时是人体新陈代谢的高峰期。此时夕阳西下，容易出现疲乏困倦的情况，可进行适当的运动以提升阳气。

第十节　酉时补肾有妙招

酉时（17—19时），肾经当令，气血灌注肾经。肾经旺，有利于储藏一日的脏腑精华，"肾为先天之本"，肾中精气是人体元真所在，同时肾主藏生命之精与生殖之精，又被称为"封藏之本"。申时膀胱排毒，为"排放"，酉时肾脏藏精，为"收藏"，有收有放才能维持人体的相对平衡。无论处在任何年龄阶段，"补肾"都是一个热门话题。酉时是补肾的最佳时间，此时在保证肾经通畅的前提下，多食用一些具有补肾功效的食物，可起到事半功倍的效果。

第十一节　戌时护心更减压

戌时（19—21时），心包经当令，气血灌注心包经。心包护心脏，仿

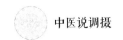

佛为心脏穿上了一层坚实的盔甲，戌时心包经当令，可再一次增强心的力量。此时正值傍晚，很多人已经结束了一天繁忙的工作，可以稍稍活动一下，锻炼锻炼身体，但不宜剧烈运动，因为傍晚时分正是阳气消减的时刻，如果剧烈运动会加快阳气的消减速度。心包经主喜乐，此时可与三两好友相聚，或通过读书、听音乐等保持心情舒畅。

第十二节　亥时入梦利三焦

亥时（21—23时），三焦经当令，气血灌注三焦经。此时是一天中阴气最盛的时候，也是人最易入眠的时刻。中医学讲"三焦通百脉"，三焦连接着五脏六腑，当人入睡后，百脉得以休养生息。有调查显示，百岁老人大多是在亥时入眠。在这一时段，整个大地上的生命状态都趋于安静，阴气逐渐由盛转衰，又是一个周期的新的轮回。在亥时，也是男欢女爱的最佳时刻，但房事应有节制，不可夜夜笙歌。

第十章
二十四节气养命

第一节　什么是二十四节气

二十四节气是我国独有的历法，是我国古代劳动人民在长期的生产实践中，通过对天象、气象、物象及农事活动等进行长期反复观察、探索总结而成的劳动成果。二十四节气包含着我国在一个回归年内的天文、季节、气候、物候、农事活动等方面的规律和特征，是我国各族人民智慧的结晶，是千百年来世代相传的弥足珍贵的文化遗产。

节气始于春秋，源自黄河。早在春秋时期，人们就确定了仲春、仲夏、仲秋和仲冬四个节气，经过不断的改进与完善，到先秦时期已有表示冷热和四季的几个主要节气，即夏至、冬至、春分、秋分。汉武帝时期将"二十四节气"吸收进入《太初历》作为指导农事的历法补充，采用"平均时间法"（又称平气法）划分节气。黄河是中华民族的母亲河，二十四节气发源于黄河流域，反映了黄河中下游地区的气候特征。黄河中下游地处北纬30°～40°，在这个纬度上一年四季分明，阳光水分适宜，且土壤肥沃，农业更是发达。河南省嵩山脚下还保留着一座完好的世界上最古老的"周公测量台"，它是二十四节气测量与研究的证明。

二十四节气不仅指导了农、林、渔业的发展，在人类养生方面也有巨大贡献。二十四节气文化对中医药文化、饮食文化、节庆文化、风俗习惯等都产生了重要影响，每个节气的到来都预示着气温、风向等一系列的气候变化。中医学在养生上提倡"天人相应"，人与自然是一个整体，人们的生活习惯要不断适应自然界的变化，因此想要正确有效地养生，切不可忽视二十四节气的变化，只有顺应时节变化，才能达到天人合一的养生境界。千百年来，二十四节气文化一直在影响和指导着我们的生活，推动着中华民族的发展和繁衍。

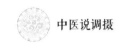

节气歌

立春梅花分外艳，雨水红杏花开鲜；

惊蛰芦林闻雷报，春分蝴蝶舞花间。

清明风筝放断线，谷雨嫩茶翡翠连，

立夏桑果像樱桃，小满养蚕又种田。

芒种育秧放庭前，夏至稻花如白练；

小暑风催早豆熟，大暑池畔赏红莲。

立秋知了催人眠，处暑葵花笑开颜；

白露燕归又来雁，秋分丹桂香满园。

寒露菜苗田间绿，霜降芦花飘满天；

立冬报喜献三瑞，小雪鹅毛片片飞。

大雪寒梅迎风狂，冬至瑞雪兆丰年；

小寒游子思乡归，大寒岁底庆团圆。

第二节　立春：乍暖还寒时，万物复苏刻

立春，又称"打春"，我国以立春为春季的开始，每年2月4日或5日太阳到达黄经315°时为立春。《月令七十二候集解》记载："正月节，立，建始也……立夏秋冬同。""立"为开始之意，立春，意味着新的一个轮回已开启，乃万物起始，一切从头开始。

1. 立春的气候——初候东风解冻，二候蛰虫始振，三候鱼陟负冰

"初候东风解冻"，大地开始解冻，万物渐渐苏醒，虽然告别了冬季，但寒意似乎并未完全消退；"二候蛰虫始振"，逐渐地天气开始转暖，蛰居的虫类蠢蠢欲动，此时的人类也是如此，纷纷开始在大自然中舒展筋骨；

"三候鱼陟负冰",水中结的厚厚的冰也逐渐开始融化了,水底的鱼儿迫不及待地要到水面上来呼吸新鲜空气。春天的脚步近了,天气日趋暖和,白天渐渐变长,太阳照在身上也是暖洋洋的,气温、日照、降水趋于上升和增多,大自然中的万物随着阳气的生发变得生机勃勃。

2. 立春的养生——严防春寒护阳气,饮食有道养肝脏

(1)阳气生发,晒日有道

在初春时节,阳光温暖和煦,正是晒太阳的好时节。上午的阳光中红外线较强,可有效促进人体的新陈代谢;下午的阳光中紫外线较强,可促进肠道更好地吸收钙、磷等物质,能增强体质,还能起到预防小儿佝偻病的作用。在什么地方晒太阳最合适呢?其实,只要是阳光充足、可以感受到阳光的地方都可以,"以阳补阳"可补足冬日里消耗的阳气。

(2)冬尽未尽,严防春寒

"阴冷莫过倒春寒,预防疾病放在先"形容的便是比冬天还冷的倒春寒。初春时节天气变化不定,甚至会出现雨雪天气,常常是白天阳光温暖,早上和晚上却比较寒冷,令人难以适应的"善变"天气就像娃娃的脸一样阴晴不定。因此在穿衣方面,我们要尽量穿得严实一点,不要过早地减衣物。此时,随着阳气的生发,人的气血已经开始从脏腑向外走,毛孔也逐渐张开,如果穿得薄了,在春寒来临之时,寒气会更容易侵入人体。

(3)吃喝有道,养肝护阳

立春时节阳气生发,养肝能护阳,草木在初春破土而出,肝脏功能在春季也更为活跃。《素问·脏气法时论》中有"肝主春……肝苦急,急食甘以缓之……肝欲散,急食辛以散之,用辛补之,酸泻之"的论述,由此可知酸味入肝,具收敛之性,辛甘发散,可提升阳气以生发,常见的食物有大葱、香菜、韭菜、芹菜、豌豆、胡萝卜、菜花、白菜等,不仅有提升阳气之效,还可养肝护肝。

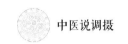

第三节　雨水：好雨知时节，当春乃发生

雨水是二十四节气中的第二个节气。每年2月19日前后，太阳黄经达330°时，便是雨水节气。《月令七十二候集解》曰："正月中，天一生水。春始属木，然生木者必水也，故立春后继之雨水。且东风既解冻，则散而为雨矣。"此时，"一场春雨一场暖"，气温回升，冰雪融化，正是好时节。

1.雨水的气候——初候獭祭鱼，二候鸿雁来，三候草木萌动

"初候獭祭鱼"，水獭将鱼摆在岸边如同先祭后食的样子。春风遍吹，冰雪融化，水獭已备好食物，人们也开始萌动；"二候鸿雁来"，天气逐渐转暖，大雁开始从南方飞回北方；"三候草木萌动"，在春雨的滋润下，小草随着阳气的生发抽出嫩芽，也是春季播种的好时节。杜甫在诗中写道："好雨知时节，当春乃发生。随风潜入夜，润物细无声。"雨水丰富也就意味着潮湿，这就是"雨水"节气的主旋律。

2.雨水的养生——谨防病邪侵入体，雨水莫忘养脾胃

（1）春雨春风，多邪入侵

"春雨贵如油""春风吹又生"，珍贵的春雨、温柔的春风是这个节气的主旋律，在感受美好的同时，也应做好防范，《黄帝内经》曰："风为百病之长。"风遇上寒则为"风寒"，风遇上热则为"风热"，风遇上湿则为"风湿"。为防止病邪侵入体内，首先应慎脱衣，避湿寒，可适当进行体育锻炼以增强抵抗力，减少呼吸系统疾病的发生。其次，不要用冷水洗漱，冷水洗手会令湿寒侵入手部关节导致手指酸痛，冷水洗头或洗脸会令湿寒之气

侵入头部,容易导致头痛、感冒。最后,老年人或患有高血压等慢性疾病的人群此时应减少运动,少出门,因为连绵的春雨会使室外温度骤降,导致血压明显升高,容易出现胸闷等症状,甚至诱发心肌梗死等严重疾病。

(2)木旺乘土,莫忘脾胃

春季养肝,为何与脾胃有关?肝属木,脾(胃)属土,木旺乘土,木性条顺畅达,土性敦厚,生化万物,两者相互影响,相生相克,也就是说肝木过旺则会克脾土。如果肝木疏泄太过,脾胃便会因此而气虚;如果肝气郁结太过,那么脾胃就会因此而气滞。所以,雨水节气养生要注意对脾胃的顾护。

第四节　惊蛰:一声春雷响,万物齐生长

惊蛰是二十四节气中的第三个节气。每年3月5日或6日,太阳到达黄经345°时为惊蛰。《月令七十二候集解》说:"二月节……万物出乎震,震为雷,故曰惊蛰。是蛰虫惊而出走矣。""惊"为惊醒之意,"惊蛰"指春雷始鸣,惊醒蛰伏于地下的动物,象征二月的开始。

1. 惊蛰的气候——初候桃始华,二候仓庚鸣,三候鹰化为鸠

"初候桃始华",桃花树间展真容,阳气生发,大地万物回暖;"二候仓庚鸣",仓庚就是黄鹂,黄鹂最早感春阳之气;"三候鹰化为鸠",鸠为布谷鸟。惊蛰节气,南方暖湿气团开始活跃,气温明显回升,但是北方有些地区依旧有寒,尚未完全消散。坊间有谚语"惊蛰不耙地,好比蒸馍走了气",惊蛰初始,正是春耕好时节。

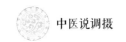

2. 惊蛰的养生——阴阳调和降肝火，生活规律防感染

（1）阴阳调和，先降肝火

随着气温的回升，阳气不断生发，人体之肝阳渐升，此时如果未保持阴阳平衡，体内阴血就会相对不足，因此春天时阳气的骤升极易造成肝火旺盛。若要降肝火，首先要调节情志，保持良好的心情，不要轻易发怒，这样才有利于保持肝脏疏泄功能的正常。其次，可通过饮用对证的茶饮来有效地降肝火，比如菊花枸杞茶、山楂茶、玫瑰花茶等，都是常用的茶饮方。

（2）养足睡眠，减少"春困"

随着天气变暖，新陈代谢逐渐旺盛，身体耗氧量不断加大，大脑的供氧就显得不足了，春困也就随之而来。因此，惊蛰节气要保证充足的睡眠，养成良好的睡眠习惯非常重要，可比冬天时适当晚睡，但也应在晚上 11 点之前入睡。早上早起后，可在户外进行适当的运动锻炼，这样不仅能强身健体，还有益于改善失眠等情况。入睡困难的人群应尽量避免在白天睡觉，即使"春困"也不能在白天睡觉超过半小时，晚上睡觉前可泡一泡脚，或者喝一杯热牛奶，以提高睡眠质量。

（3）身康体健，先防传染

惊蛰时节，鸟兽虫藻也都被春雷惊醒，家中的爬虫走蚁四处觅食，所以古时候在惊蛰当日，人们会手持艾草熏家中四角，以香味驱赶蛇、虫、蚊、鼠和霉味。现代大都市中虽然较少有蛇、鼠等，但也应注意防护。除此之外，惊蛰也是各种病毒和细菌活跃的时节，风疹、麻疹、水痘、过敏性皮炎、猩红热、上呼吸道感染、流行性感冒等疾病的发病率也会相对上升。要注意做好个人防护，首先要"管住嘴"。俗话说"病从口入"，饮食不节、不洁都会增大患病风险。其次，应尽量减少外出吃饭的次数，到人多的地方时应戴好口罩。当然，除了这些防护措施以外，最重要的还是要增强自身抵抗力，以抵御病毒、细菌的侵袭。

第五节　春分：雨水阳光浴，花红又柳绿

春分，又称"升分"，是二十四节气中的第四个节气。春分之日一般是每年 3 月 20 日或 21 日，太阳到达黄经 0°，春分时节是指每年的 3 月 20 日或 21 日开始至 4 月 4 日或 5 日。在春分这一天，阳光直射赤道，昼夜时间几乎相同，平均等分。春分之日以后，阳光直射位置逐渐北移，开始昼长夜短。3 月 20 日或 21 日这一天不仅是春分时节的开始，也具有天文学意义。《月令七十二候集解》言："二月中，分者半也，此当九十日之半，故谓之分。"春分正当春季三个月之中，平分了春季。

1. 春分的气候——初候玄鸟至，二候雷乃发声，三候始电

"初候玄鸟至"，玄鸟指燕子，春分之后，燕子也从南方飞回来了；"二候雷乃发声"，雷，为阳之声，此时能听见雷声；"三候始电"，电，为阳之光，此处代表闪电，春分时节下雨时常常打雷并伴有闪电。春分时节一到，雨水逐渐增多，平均地面温度已超过 10℃，阳光明媚，大部分地区的越冬作物进入春季生长阶段，可谓是草长莺飞，花红柳绿。

2. 春分的养生——机智应变控平衡，养花弄草定情志

（1）阴阳平衡，先要应变

"春分者，阴阳相半也，故昼夜均而寒暑平。"春分也是一年四季中阴阳平衡、寒温各半的时节，人们在养生时也要顺应阴阳平衡的状态。但同时，春分时节又是一个气候多变的阶段，第一天阴雨连绵，第二天可能又转变为阳光明媚，外界的温度、湿度都比较多变，人体如果不能尽快适应天气的变化，就会导致阴阳失衡，从而诱发一系列疾病。那么我们应当如

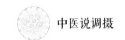

何适应春分的天气变化呢？首先，天气早知道，要养成关注天气变化的习惯，及时根据天气调整穿衣计划。其次，合理起居，保持室内清洁干净，在阳光明媚的日子晾晒被褥，保持居室安静，定时起居，不要长时间卧床，否则易导致气血不畅，阴阳失衡。最后，在这个美好的时节，约三两好友踏春出行，也是不错的选择，既能调畅情志，又能强身健体。

（2）天气阴晴，情绪稳定

有研究表明，在春分时节，精神类疾病的发病率明显增高。春分，时而阳光晴暖，时而阴雨连绵，容易使人的情绪随着天气的变化而起伏不定，如果自我调节能力较差，容易出现烦躁不安、失眠、情绪不稳定、焦虑抑郁等问题。缓解这类情绪，可以选择在阳光明媚的日子里摆弄花草，出门踏青游玩，在阴雨连绵的日子里读书下棋，听音乐或看电视剧，慢慢地转移情绪，保持积极乐观的心态。

第六节　清明：阳光暖大地，气清景更明

清明是二十四节气中的第五个节气，每年 4 月 5 日前后，太阳到达黄经 15°时是清明。《月令七十二候集解》说："三月节……物至此时，皆以洁齐而清明矣。"民间有谚语"清明一到，农夫起跳"，清明一到，气温升高，正是春耕春种的大好时节。

1. 清明的气候——初候桐始华，二候田鼠化为鸲，三候虹始见

"初候桐始华"，美丽的白桐花逐渐开放了，天气已回暖；"二候田鼠化为鸲"，喜阴的田鼠也回到洞中不见了踪影；"三候虹始见"，雨后的天空能看见彩虹了。清明时节，气候转暖，从立春的乍暖还寒到春分的春雷滚滚，终于见到了清明的阳光明媚，百花齐放。有诗云："满阶杨柳绿丝烟，画出

清明二月天。"清明节气不仅是播种的好时节，更是踏青的好时节！

2. 清明的养生——踏青游玩调身心，综合调养高血压

（1）踏青游玩，强身健体

清明节是我国的传统节日之一，又叫踏青节，在仲春与暮春之交，是人们祭祖和扫墓的日子。从立春到清明整整两个月的时间，这来之不易的温暖日子正是踏青的好时节，但要应注意不要随意采摘大自然中的植物以防中毒，过敏体质人群要做好防护。除了踏青之外，还可配合适当的运动，年轻人可进行慢跑、瑜伽等锻炼，体质较差的人可散步，还可根据自己的体质选择合适的传统运动，如太极拳、八段锦等。清明踏青，不仅可以强身健体，还可调畅情志，畅达肝气。漫步于大自然中，呼吸着新鲜的空气，闭目冥想，可有效地安心静神。

（2）清明时节，防血压高

肝为木，木生火，火对应心。清明时节，心气过于旺盛，极易引发高血压，对此要特别重视。患有高血压的人群养生时应以调和阴阳、扶助正气为宗旨，在情志、生活起居方面进行综合调养。情绪上，要保持良好的心情，避免出现情绪的大起大落或受到强烈的刺激。饮食上，须定时定量，不暴饮暴食，限制热量摄入，多食瓜果蔬菜等纤维素、维生素含量丰富的食物，特别要注意对食盐摄入量的限制。起居上，在雨水较多的清明，屋内不可过于潮湿，要保持室内通风，晨起应缓慢行动，避免猛然坐起造成头晕、头痛等症状。

第七节　谷雨：春尽夏初来，还看柳燕舞

谷雨是二十四节气中的第六个节气，每年 4 月 20 日或 21 日太阳到达

黄经30°时为谷雨。《月令七十二候集解》说“三月中，自雨水后，土膏脉动，今又雨其谷于水也……盖谷以此时播种，自上而下也”，谷雨将谷和雨联系起来，蕴涵着“雨生百谷”之意。谷雨时雨水增多，十分有利于禾苗的茁壮成长。谷雨是春季的最后一个节气，谷雨节气的到来意味着寒潮天气基本画上了句号。

1. 谷雨的气候——初候萍始生，二候鸣鸠拂其羽，三候戴胜降于桑

“初候萍始生”，谷雨后降雨量增多，浮萍开始生长；“二候鸣鸠拂其羽”，布谷鸟开始提醒人们要播种了；“三候戴胜降于桑”，戴胜鸟逐渐出现在桑树上。每年的谷雨时节，平均气温逐渐回升，空气湿度也随之增大，桃花、杏花纷纷开放，杨絮、柳絮四处飞扬，这个花香四溢的节气的到来，也意味着春天要悄悄从我们身边溜走了，提示我们要为即将到来的夏季做好准备。

2. 谷雨的养生——阴阳消长顺其变，护肤养肤不可少

（1）阳长阴消，早睡早起

人们的生活习惯应顺应四时的变化，谷雨时节阳长阴消，我们应早睡早起，顺应阴阳之变。现代人的生活节奏快，工作压力大，熬夜加班的人也越来越多，但是谷雨时节阳长阴消，如果依旧加班加点地工作，长时间熬夜会导致阴虚火旺，身体会发出一系列亚健康的信号。因此，在谷雨时节应遵循自然，顺应阴阳之变，养成早睡早起的好习惯。

（2）青春常驻，养好皮肤

春季皮肤的新陈代谢较快，谷雨时节的湿度和温度都非常适宜，再加上合理的养护，皮肤便可白皙有光泽。但春季也是皮肤抵抗力较差的季节，容易受到外界各种因素的影响，因此保护皮肤，刻不容缓。第一，皮肤清洁有道，每天坚持早、晚各洗一次脸，选择有保湿功效的护肤品，避免皮肤干

燥。第二，多饮水，让身体的每一个细胞喝饱水，才能让皮肤变得更加细腻柔滑。第三，做好防晒，防晒必须从春天开始，虽然春季阳光温和，但阳光中的紫外线依旧会伤害皮肤。第四，不要熬夜，睡觉是最好的美容方法。

第八节　立夏：立夏夏当头，万木显峥嵘

立夏是一年二十四节气中的第七个节气，每年5月5日或6日，太阳到达黄经45°，便是立夏了。早在战国末年就已经确立了"立夏"这个节气，它预示着季节的转换，是夏季开始的日子，因此立夏是夏季的第一个节气。《月令七十二候集解》说"立，建始也""夏，假也，物至此时皆假大也"，主要是指每年到了立夏时节，春天播种的植物都已经长大。

1. 立夏的气候——初候蝼蝈鸣，二候蚯蚓出，三候王瓜生

"初候蝼蝈鸣"，初夏时节，蛙类动物开始在田间、塘畔鸣叫觅食；"二候蚯蚓出"，蚯蚓由于地下温度升高而爬到地面呼吸新鲜空气；"三候王瓜生"，王瓜这时已开始长大成熟了。从立夏三候可以看出，夏季是"长"的季节，气温逐渐升高，瓜果疯长，阳气也逐渐长起来，此时日平均气温稳步升至22℃左右。明代《遵生八笺》一书中载有"孟夏之月，天地始交，万物并秀"的描述。

2. 立夏的养生——睡好午觉，养好夏阳气

（1）立夏时节，午觉不可少

在立夏之后，白昼时间逐渐变长，夜晚时间逐渐变短，可以适当晚睡，可晚睡早起往往会使人觉得睡不够，所以夏天睡一个美美的午觉就显得十分必要了。想要睡好午觉，应注意以下几点：第一，午睡时间不宜过长，

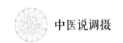

最佳的午睡时长为 1 小时，如果午睡时间过长反而会让人感到疲惫，甚至有的人会出现头晕、头痛的情况。第二，吃过午餐后不要立刻睡觉，因为饭后我们的消化系统要开始工作，而人在睡眠状态下消化功能会相应地减弱，饭后最好休息 20 分钟左右再逐渐进入睡眠状态。第三，要保持正确的睡姿，不宜坐着或者趴着午睡，躺着睡自然是最好的，但很多情况下无法实现，所以应在条件允许的情况下选择更舒适的睡姿。

（2）阳气初长，顺阳养气

"春生夏长"，立夏时节，阳气经过了一整个春季的生发，正是旺盛的时候，我们应当顺时养生，对阳气进行养护，尤其对于阳虚体质的人群来说，更是养阳的大好时机。首先，晒太阳是最直接的养阳方式，不过由于立夏时节气温逐渐升高，中午的气温较高，因此可尽量选择在上午 9 点至10 点外出晒一晒太阳，此时空气清新，令人心旷神怡。其次，在补充阳气的同时，还应尽量避免阳气的损耗，在日常起居中注意少吃冰冷的食物，夜晚不露宿，少去阴冷的地方，因为如果寒凉之气过多地储存在体内，会使体内阳气无法生发，从而引起一系列不适。

第九节　小满：小满实不满，小得江河满

小满是一年二十四节气中的第八个节气，"满"指饱满，每年 5 月 21日或 22 日太阳到达黄经 60°时为小满。《月令七十二候集解》说"小满者，物至于此小得盈满"，可知"小满"之意为麦类等夏季成熟的农作物的籽粒开始饱满，但还未达到成熟的程度。

1. 小满的气候——初候苦菜秀，二候靡草死，三候麦秋至

"初候苦菜秀"，此时的大自然景色秀丽；"二候靡草死"，此时靡草开

始枯死;"三候麦秋至",麦子马上就要到收获的季节了。进入小满时节以后,自然界的植物开始进入迅速生长的阶段,天气渐渐由暖变热,阳光也会显得格外刺眼,植物的光合作用会越发得心应手,降水也会逐渐增多,并渐渐进入大幅降水的雨季,因此民间有谚语称"小满江河满"。

2. 小满的养生——夏不坐木皮肤好,未病先防正当时

（1）夏不坐木,护好皮肤

"夏不坐木"是民间的一种说法,主要是因为小满过后气温升高,雨量增多,空气湿度大,木头表面上看起来是干燥的,其实内含的水分较多,经过夏日太阳的暴晒后,潮气就会向外散发,因此"夏不坐木"就是为了避免潮气进入体内,诱发皮肤病、痔疮等疾病。其次,因此时气候开始变得闷热潮湿,正是皮肤病多发的季节,如果起居不当会诱发风疹、湿疹等疾病,所以在生活起居上应格外注意,常穿宽松、透气性好的衣物,不要穿紧身牛仔裤,如果衣服被汗水打湿,应尽快换上干净的衣物,做好防晒,避免将皮肤长时间暴露在阳光下,尽可能选择透气性好的鞋子,剧烈运动后如果脚部出汗较多应尽快更换鞋子,避免诱发脚气病、甲癣等疾病。如果不幸染上了风疹等病症,要及时到医院就诊,避免病情加重。

（2）未病先防,清热除湿

小满时节还未完全进入夏季,比起夏季的闷热潮湿相对凉爽干燥一些。中医学认为,湿为阴邪,会对人体阳气造成损害,因为湿性重浊、黏滞,所以容易使气机不畅,从而诱发一系列疾病。因此,在还未完全进入夏季的小满时节,最重要的是要做好防热防湿的准备,在疾病还未到来的时候就做好预防工作。可食用一些有清热利湿作用的食物,如红豆、扁豆、冬瓜、薏米、绿豆、山药等。避免做剧烈的运动,也不要在天气炎热的时候或温度过高的地方进行锻炼,这样不仅达不到强身健体的目的,还有损体内阴阳之气。

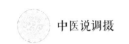

第十节　芒种：黄梅雨时节，芒种可稼矣

芒种是二十四节气中的第九个节气，每年的 6 月 5 日左右，太阳到达黄经 75°时就是芒种。"芒"同"忙"，繁忙之意；"种"为播种之意。《月令七十二候集解》说"五月节，谓有芒之种谷可稼种"，到了五月芒种，大麦、小麦等有芒作物已经成熟，要加快抢收的脚步，因此芒种的到来预示着农民开始了忙碌的田间生活。到了芒种时节，我国长江中下游地区也将迎来多雨的黄梅时节。

1. 芒种的气候——初候螳螂生，二候鹃始鸣，三候反舌无声

"初候螳螂生"，芒种时节，小螳螂也焦急地破壳而出，等不及要感受这郁郁葱葱的自然；"二候鹃始鸣"，喜阴的伯劳鸟在枝头出现，开始不停地鸣叫；"三候反舌无声"，反舌鸟因感受到阴气而停止鸣叫。由此可见，在芒种时节，自然界的阴阳之气出现了一些微妙的变化，虽然阳气依旧是主旋律，但是阴气也悄悄地生长了起来，这时的气温较小满时节显著升高，降雨量也达到顶峰，是一年中降雨量最高的时节，空气非常潮湿，屋内衣物等容易发霉，所以梅雨又有"霉雨"之称。

2. 芒种的养生——勤走多练身体棒，降温消暑有方法

（1）芒种已至，勿"懒散"

民间有谚语云："芒种夏至天，走路要人牵；牵的要人拉，拉的要人推。"芒种才刚刚开始，夏季的"懒散"也接踵而至。由于夏季气温升高，空气中的湿度增大，如果无法顺畅地排汗，暑令湿盛便会使人感到四肢困乏，再加上人体代谢旺盛，容易耗气伤津，损伤元气也会使人感到疲倦。

因此在芒种时节要少熬夜，避免工作过度紧张，生活要有节奏，保证充足的睡眠很必要，中午补上一个舒服的午觉，日落而息，可有效改善懒散嗜睡的情况。要注意保养，保持心情轻松愉快，在这个炎热的节气里还要注意补充水分，避免耗气伤津。饮食要清淡，忌辛热，勿过咸、过甜，可多吃新鲜蔬菜、瓜果，为人体提供必需的糖类、蛋白质、维生素、矿物质等营养物质。

（2）冲凉光膀，病邪来找

在炎热夏季到来之际，很多年轻人会冲冷水澡，光膀待在空调房间里，以为这样可以降暑凉爽，其实这些行为是错误的。众所周知，人体的散热主要依靠汗液蒸发来实现，夏季毛孔处于张开的状态，如果此时光膀，外界的热量就会趁机进入皮肤，湿邪也会趁机溜进体内，反而会引起不适。尽量穿透气性好的棉质、丝织衣服，以达到防暑降温之良效。虽然为了避免中暑，芒种后应常洗澡，以利阳热的发泄，但注意不要用冷水洗澡，防止寒邪入体，可洗温水浴，如果在专业医生的指导下加入对证的药材，则可更好地健身防病。

第十一节　夏至：初识惊鸿面，一天短一线

夏至是二十四节气中的第十个节气，每年6月21日或22日，太阳到达黄经90°时即为夏至日。《恪遵宪度抄本》载："日北至，日长之至，日影短至，故曰夏至。至者，极也。"夏至这天，太阳直射地面的位置到达一年中的最北端，几乎直射北回归线，北半球白昼将会逐日减短，因此民间有谚语"吃过夏至面，一天短一线"。

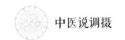

1. 夏至的气候——初候鹿角解，二候蜩始鸣，三候半夏生

"初候鹿角解"，夏至日阴气生而阳气开始衰弱，鹿角便开始逐渐脱落；"二候蜩始鸣"，知了（这里指雄性知了）在夏至后因感阴气之生而开始鸣叫；"三候半夏生"，半夏是一种喜阴的中草药，因在仲夏的沼泽地或水田中出生而得名，到了夏至时节，喜阴的半夏开始生长了。夏至到来，阳气依然旺盛，阴气也加快了生长的脚步，但这并不代表温度会降低，恰恰相反，气温会随着夏至日的到来越来越高，降水量也会越来越大，所以在古代，防洪抗灾是这个时期相对较为重要的工作。

2. 夏至的养生——养心除热先解烦，运动养阳应有道

（1）夏季养心，解烦除热

心为阳脏而主阳气，能推动血液循环，使生机不息。从五行来看，心与夏气相呼应，因而此时正是养护心脏的好时机。嵇康在《养生论》中提出"更宜调息静心，常如冰雪在心，炎热亦于吾心少减，不可以热为热，更生热矣"，在炎热的夏季，调心静神很重要。夏季养心应该注意哪些问题？第一，保持心情愉悦。听听音乐，摆弄摆弄花草，做一些自己喜欢的事情，可以使心情保持平静、愉快。第二，多吃清热生津的食物。因为夏季天气炎热出汗多，容易导致体内水分流失，消化系统功能下降，所以应注意津液的补充。常见的生津止渴的食物有鱼、豆类、茄子、冬瓜、芹菜、鸭肉、香瓜、桃、洋葱、圆白菜、芦笋、南瓜等。另外，夏至时节适当吃些流质或半流质食物既能生津止渴、清凉解暑，又能补养身体。

（2）夏至勿懒，运动有道

中医学认为，夏至养生要顺应夏季阳盛于外的特点，游泳就是个不错的选择，畅游在清凉的碧浪清波中，不仅可以消除暑热，还可以活动筋骨，调畅气血，养护阳气，但是应注意游泳的时间安排，一般来说在饱餐或饥饿时不宜游泳。夏季运动不可盲目，应注意以下几点：第一，尽量选择在

晨起或傍晚时运动，因为这些时段的阳光较弱，不容易晒伤皮肤。第二，运动出汗后不可洗冷水澡，应使用温水。第三，夏天气温较高，伤口容易发炎，如果在运动过程中不慎擦伤或者晒伤，应立即到医院进行处理。

第十二节　小暑：温风不解意，热浪忙奔流

小暑是二十四节气中的第十一个节气，每年 7 月 7 日或 8 日太阳到达黄经 105°时为小暑。"暑"为热的意思，小暑是还未到达最热时间的节气。《月令七十二候集解》载"六月节……暑，热也，就热之中分为大小，月初为小，月中为大，今则热气犹小也"，民间有关于节气的歌谣中唱道"小暑不算热，大暑三伏天"。到了小暑，江淮流域的梅雨时节已经结束，真正的盛夏开始了，气温快速升高，并逐渐进入伏旱期。

1. 小暑的气候——初候温风至，二候蟋蟀居壁，三候鹰始挚

"初候温风至"，"至"是停止、尽头之意，小暑时节大地上便不再有一丝凉风，所有的风中都带着滚滚的热气；"二候蟋蟀居壁"，"居"指居住，到了小暑天气更加炎热，蟋蟀会到墙壁、墙角的阴凉之处避暑热；"三候鹰始挚"，老鹰也不喜地面的高温，便在空中飞翔。由此可见，小暑到来时，天气的炎热已经又进入了新的阶段，伴随炎热的还有来去自如的大雨，雷电也开始活跃起来，倾盆大雨伴着电闪雷鸣是小暑的常见景象。

2. 小暑的养生——小暑重在养脾胃，蚊虫腹泻应谨防

（1）饮食两要，祛热养脾

第一要：祛湿热。在小暑时节应该多吃清凉消暑的食物，夏季又是瓜果丰收的季节，瓜果味甜汁多，既可以清热解暑，又可以生津止渴。大自

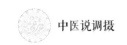

然总是知道人体需要什么，瓜果刚好就是解暑生津的良方。夏季可适当多食酸食，酸味可以起到止泻、祛湿、健胃消食的作用，常见的酸味食物有柠檬、番茄、乌梅、草莓、山楂、葡萄、猕猴桃等。

第二要：养脾胃。长夏需养脾，小暑时节消化系统疾病多发，脾胃虚弱的人在这个时节更应注意防腹泻、健脾胃。饮食应适量，减少外出吃饭的次数，改掉饮食不节、饮食不洁等坏习惯。

（2）伏天腹泻，治疗为先

临近三伏天，气温升高，细菌和病毒都繁殖得非常猖獗，而且夏季饮水较多，容易将胃液冲淡，使胃液的作用能力减弱，易引起一系列消化系统疾病，比如肠炎、痢疾、伤寒、副伤寒、霍乱等，这些疾病最常见的症状就是腹泻，如果发生腹泻不要自己随意吃药，更不要随意吃抗生素，应及时到医院就诊，对症治疗，如此才能获得更好的预后。

（3）蚊虫叮咬，花露水见疗效

临近三伏天，蚊虫总是在身边嗡嗡地飞来飞去，如果被蚊虫叮咬了，很多人都会使用花露水，除了治疗作用以外，花露水也可以起到预防作用，外出时可适当喷洒。夏季天气炎热，食物易腐烂，垃圾也容易生出异味，因此要注意保持居室清洁，及时清理垃圾，避免食物发酵发霉吸引蚊虫。

第十三节　大暑：清风无处寻，兰若静复静

大暑是二十四节气中的第十二个节气，每年的 7 月 22 日或 23 日，太阳到达黄经 120°时为大暑节气。与小暑相比，大暑的热度更高。《月令七十二候集解》记载"六月中，解见小暑"，大暑是一年中最热的时期，且比起小暑时节的雷阵雨，大暑更是不甘示弱，有谚语就说"东闪无半滴，西闪走不及"。

1. 大暑的气候——初候腐草为萤，二候土润溽暑，三候大雨时行

"初候腐草为萤"，在这一时期的夜晚，萤火虫会在腐草败叶上飞来飞去，也会形成一幅夜光美景；"二候土润溽暑"，天气开始变得闷热，土地也很潮湿；"三候大雨时行"，大雨常常趁着暑热的天气洪涌而下。大暑时节正值中伏前后，进入了一年中最为炎热的时期，也是喜热作物生长速度最快的时期。此时正逢雨热同季，很多地区旱、涝、风灾等各种气象灾害的发生也最为频繁。

2. 大暑的养生——百般武艺防中暑，空调用好热气消

（1）避免中暑，身心都养

夏季最常听到的就是"中暑"二字，很多人都知道身体会中暑，却不知情绪也会中暑。先来谈谈身体中暑，天气炎热，室外作业的人非常容易中暑，所以要避免长时间在烈日下暴晒，可以常备一些具有芳香化浊、清解湿热功效的茶饮。"情绪中暑"很少有人听说过，主要是指夏季天气炎热，易动肝火，好发脾气，因此建议天热时要保证充足的睡眠，减少工作量，避免剧烈运动。

（2）天气炎热，空调使用有道

空调是我们消暑降热的主要工具之一，但是如果长时间开空调，给人们带来凉爽的同时也容易导致中风等一系列病症。那么，我们应该如何合理使用空调呢？第一，空调房间要定时通风换气，开空调后长时间门窗紧闭会导致室内氧气缺乏，容易患上"空调病"。第二，要杜绝在空调房内抽烟，保持一个洁净的环境空间。第三，夏季的空调房室温应控制在 $26 \sim 28℃$，最低不得低于 $20℃$，室内外温差不宜超过 $8℃$。第四，在空调屋时要适当添衣，以针织、丝织衣物为宜，这样既可避免着凉，又利于体内热气的散发。

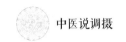

第十四节 立秋：暑赦降德音，一凉喜人心

立秋是二十四节气中的第十三个节气，是秋季的第一个节气，每年 8 月 8 日前后，太阳黄经为 135°时即是立秋。秋，秋实，是成熟之意。《月令七十二候集解》曰："七月节……秋，揪（揪）也，物于此而揪敛也。"古人认为立秋是夏秋相交的时刻，预示着炎热的夏天即将过去，凉爽的秋天即将来临，春天播种的种子已经成熟结果，凉爽的秋风拂面而来，田野里麦浪金黄，呈现一派丰收的美景。

1. 立秋的气候——初候凉风至，二候白露生，三候寒蝉鸣

"初候凉风至"，立秋之后已经不像夏季那般酷热难耐，开始能够感受到秋风送来的丝丝凉意；"二候白露生"，清晨的大地上会产生一层薄薄的雾气；"三候寒蝉鸣"，秋天的寒蝉开始鸣叫了。这些都预示着炎热的夏天已经渐渐走远，天高气爽的秋季即将到来，自然界的阴阳之气也随之而变，阳气渐渐收敛，阴气逐渐生长，开始由阳盛逐渐转变为阴盛。

2. 立秋的养生——顺时收阳气，立秋当养肺

（1）顺时养生，阳气渐收

立秋是由热转凉的交接节气，阳气渐收，阴气渐长。秋季养生以"收"为主，从立秋开始要收阳气，养阳气，无论是精神情志还是饮食起居等均应顺应秋季的主旋律。

起居养生方面，要早起早睡，早起舒张肺部、养足肺气，早睡顺应阳气之收敛。此时天气变化较大，不宜立刻添厚衣，否则会降低身体对气候转冷的适应能力。立秋时由于盛夏余热未消，很多地区仍处于炎热之中，

因此要小心"秋老虎"。

饮食养生方面，应以多酸少辛为主，由于此时的天气还有些许炎热，可多吃蔬菜瓜果，但要以滋阴润肺的食物为主，如梨、荸荠等。注意饮食节制，不可暴饮暴食，合理"贴秋膘"。

运动养生方面，立秋时节适合晨练，但要根据气温的变化穿着合适的衣物，如果衣服被汗水浸湿要立即更换，否则秋季的凉风会趁机侵入人体，导致受凉感冒。要根据自己的身体情况选择合适的运动量，气温降低时肌肉关节的韧性也会降低，运动过于剧烈会损伤身体。

（2）立秋养肺，事半功倍

俗话说："秋季不养肺，一年养生全白费！"秋燥能伤肺，故秋季应养肺。从五行来看，肺属金，应于秋，从五脏与五季的对应关系来看，秋对应肺。立秋是养肺的重要时间点，秋季燥邪最易伤肺，因此应在秋初之际就做好养肺润肺的准备。其实，简单的一呼一吸就可养肺，如腹式呼吸法、缩唇呼吸法等。另外，"悲秋"易伤肺，肺部喜欢宁静平和，因此要做好情志调节，遇到伤感、忧伤的事情时要及时通过有效的方法进行缓解，保持心情舒畅，这样可以有效避免肃杀之气对人体的侵袭。

第十五节　处暑：残暑扫除空，秋凉当是急

处暑是二十四节气中的第十三个节气，秋季的第二个节气，每年8月23日前后，太阳到达黄经150°时即是处暑。处暑是温度下降的一个转折点，《月令七十二候集解》说："处，止也，暑气至此而止矣。""处"为结束、终止之意，"处暑"就预示着炎热的夏季终于过去，真正迎来了凉爽的秋季，大部分地区气温逐渐下降，雨水也减少，秋燥成了主旋律。

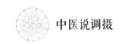

1. 处暑的气候——初候鹰乃祭鸟，二候天地始肃，三候禾乃登

"初候鹰乃祭鸟"，老鹰开始觅食，大量捕食鸟类；"二候天地始肃"，万物开始凋零，自然界充满了肃杀之气；"三候禾乃登"，"禾"指的是黍、稷、稻、粱等农作物，"登"即成，此时粮食也都成熟了，到了收获的季节。俗话说"一场秋雨一场凉""处暑热不来"，处暑时节"秋老虎"也不再肆意而为，气温进入了显著变化阶段，凉爽之气拂面而来，昼夜温差也逐渐增大，雨水较少，空气湿度低。

2. 处暑的养生——秋冻应先行，秋乏需缓至

（1）春捂秋冻，耐寒锻炼

"春捂秋冻"是祖先们经过长时间的经验积累总结出的养生之道。"秋冻"是指入秋以后气温下降，但不要立刻加厚衣物，而是要让身体适当"挨冻"。但是"秋冻"要适可而止，不要盲目地挨冻，要根据气温灵活增减衣物，避免受凉感冒。特别需要注意的是，体质较差或者患有慢性疾病的人群不应"秋冻"，而应适时保暖，避免寒邪侵入。

（2）户外运动，提高抵抗力

处暑时节，秋高气爽，冷空气还没有完全袭来，因此这个时节最适合进行户外运动，不仅能呼吸新鲜空气，提升肺脏功能，还可以缓解悲秋对情绪的影响。太极拳、八段锦、登高、散步等运动可舒展全身肌肉筋骨，还可增大肺的通气量，使呼吸系统得到有效锻炼，改善肺部功能，有助于心情放松，情绪稳定，才可以使百脉流通，达到养心又养肺的效果。

（3）天气转凉，需防秋乏

秋天阴气增加，阳气减少，人体的阳气也顺应季节变化而内收。随着天气转凉，很多人会变得容易疲乏，想要缓解这种秋乏应养成规律睡眠的习惯，使大脑供氧充足，还应注意补阳，阳气的储藏大于阳气的消耗，自然可使体内阳气充足，有效改善秋乏的症状。

第十六节　白露：白露微含秋，三千乡愁落

白露是二十四节气中的第十五个节气，每年9月8日前后，太阳到达黄经165°时即是白露。白露是反映自然界气温变化的节令，"露"指"露珠""露水"，是这个节气特有的美景。《月令七十二候集解》说"秋属金，金色白，阴气渐重，露凝而白也"，露水是由于气温降低，水气在地面或近地物体上凝结而成的水珠。在这个时节可清楚地感觉到天气转凉，早晚温差增大，秋雨也逐渐光临大地。

1. 白露的气候——初候鸿雁来，二候元鸟归，三候群鸟养羞

"初候鸿雁来"，鸿雁开始准备到南方避寒了；"二候元鸟归"，又过了几日，燕子等候鸟也准备启程飞向南方；"三候群鸟养羞"，天气日渐寒冷，百鸟开始贮存干果粮食以度过寒冷的冬天。在白露时节，自然界中所有的动植物都在为过冬做准备，但这并不意味着秋季已经完全过去，进入寒冷的冬季了。其实白露是一个阔达的节气，天高气爽，云淡风轻。俗话说"白露秋分夜，一夜冷一夜"，随着时间的推移，天气会越来越凉。

2. 白露的养生——秋燥不伤肤，营养不贴膘

（1）秋燥盛行，巧妙护肤

白露前后，阴气逐渐加重，天气干燥，使人的皮肤变得紧绷绷的，很多人在这个时节嘴唇都会红红的，甚至有灼热的痛感。因此，洗浴时不要用碱性强的肥皂，否则容易出现皮肤干燥脱屑，洗浴后一定要涂抹适合自己的润肤露。如果嘴唇或脸部有干裂，出门时要配戴口罩，经常涂抹润唇膏。除此之外，最重要的就是多喝水、勤喝水，以补充身体所需的水分。

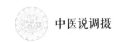

（2）合理饮食，慎贴秋膘

在生活中，我们会发现自己每到秋季就会胖几斤，这是因为人们在秋季往往吃得很丰富，既要补充夏季的消耗，又要为即将到来的冬天做准备，但如果饮食搭配不合理造成热量摄入过多，就会转化成脂肪堆积在体内。在秋季可以多吃一些热量比较低的食物，有选择性地吃一些维生素含量丰富的瓜果蔬菜及蛋白质含量丰富的食物等，以保持膳食平衡。

第十七节　秋分：天地同一色，层林尽彩染

秋分是二十四节气中的第十六个节气，每年 9 月 23 日前后，太阳到达黄经 180°时进入秋分节气。《春秋繁露》"阴阳出入上下"篇中记载："秋分者，阴阳相半也，故昼夜均而寒暑平。"此日同春分日一样，阳光几乎直射赤道，此日后，阳光直射位置南移，北半球昼短夜长。秋分日这天白天和黑夜一样长，大部分地区雨季已经结束，是个气候宜人的时节。这个时节晴空万里，丹桂飘香，风和日丽，已不似初秋那般温柔，而是有了深秋的深邃与斑斓。

1. 秋分的气候——初候雷始收声，二候蛰虫坯户，三候水始涸

"初候雷始收声"，秋分之后，属阳性的雷声消停了；"二候蛰虫坯户"，"坯"指细土，蛰居的小虫开始藏入穴中，并且用细土将洞口封起来以防寒气侵入；"三候水始涸"，此时降雨量开始减少，水气蒸发速度加快，湖泊与河流中的水量也因得不到灌溉而减少，一些沼泽、水洼甚至已经干涸。到了秋分时节，最明显的变化就是降雨减少，空气湿度降低，这就意味着秋燥也越发盛行了，将逐渐进入干冷的气候。不过这些依旧挡不住深秋的美景，这种美是悲伤之美，也是安宁之美。

2. 秋分的养生——养好肠胃防秋燥，做好运动身体强

（1）防秋燥，养肠胃

秋分的"燥"不同于白露的"燥"，秋分的燥是凉燥，而白露的燥是温燥，因此在饮食上也要区别于初秋时节，应以清润、温润的食物为主，如芝麻、核桃、糯米等。秋分时节不可吃得过多，否则易造成肠胃积滞，秋分后天气日渐变冷，若保护不当，易造成脾胃虚弱，因此此时也是肠胃疾病多发的时节。秋分时节天气转凉，昼夜温差进一步增大，应适时添加衣物，避免胃部受凉而引发胃病，禁烟限酒，以清淡饮食为主，定时定量，少量多次，避免因食物过硬、过冷、过烫、过辣而损伤肠胃。另外，保持心情舒畅、精神愉悦也可有效养护肠胃。

（2）运动有"三防"

深秋天气逐渐变冷，提高自身抵抗力刻不容缓。此时运动应有"三防"，一防过度运动，此时人体阳气收敛内养，因此运动时应选择轻松平缓、活动量小的项目，以防阳气耗损。二防受寒着凉，运动时应根据气温变化来增减衣物，运动后切忌穿着被汗打湿的衣服在冷风中逗留，以防着凉。三防身体损伤，气温下降后，人体的肌肉伸展度明显降低，关节活动度变小，因此在正式运动前应先做一些热身活动，给身体一个缓冲的机会。

第十八节　寒露：萧疏桐叶上，月白露初凝

寒露是二十四节气中的第十七个节气，每年的 10 月 8 日前后，太阳移至黄经 195°时便是寒露。"寒露"指地面的露水即将凝结成霜了，《月令七十二候集解》说道"九月节，露气寒冷，将凝结也"，寒露节气的来临是真正天气转寒的象征，天气由凉爽向寒冷过渡，民间就有俗语讲"寒露寒露，遍地冷露"。但是，寒露时节也是色彩最为绚丽的节气，菊花飘香，枫

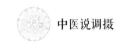

叶飘红。

1. 寒露的气候——初候鸿雁来宾，二候雀入大水为蛤，三候菊始黄华

"初候鸿雁来宾"，寒露时节，大雁排成一字或人字形的队列大举南迁；"二候雀入大水为蛤"，深秋天寒，麻雀小鸟都不见了，但海边出现很多蛤蜊，条纹及颜色与雀鸟很相似；"三候菊始黄华"，此时菊花已在深秋尽情绽放。寒露时节的来临，使大自然好似一幅美丽的水墨画卷。寒露时节气候变冷，由于降雨量的减少，有些地区会出现干旱的情况。

2. 寒露的养生——气温下降冷风起，养好双足勿感冒

（1）气温下降，谨防感冒

随着气温的下降，寒气也逐渐袭来，乘着凉凉的秋风，寒气最易侵入体内，引起风寒感冒。预防风寒感冒要注意保暖，根据每天的气温变化合理穿衣，避免受凉。注意保证足够的睡眠，有研究显示只睡半宿的人免疫力会下降大约三成，而在睡足 8 小时后免疫力可逐渐恢复。初发感冒时可在杯中倒入开水，对着热气做深呼吸，直到杯中水凉为止，每日数次，可减轻感冒症状，也可起到预防作用。

（2）寒从脚生，护好双足

俗话说"白露身不露，寒露脚不露"，寒露时节寒气渐重，应尽快更换较厚的鞋子。中医学讲病从寒起，寒从脚生，足部是足三阳经脉的起点，如果受寒，寒邪就会顺着经络侵入人体，因此寒露以后做好足部的保暖工作十分必要。应选择保暖效果好的鞋袜、透气的鞋垫，不要久坐久站，经常活动肢体，以促进血液循环，使足部血液充足。不要把脚浸泡在冷水里，不要穿湿的鞋袜，因为湿鞋袜会消耗掉大量足部的热量，可每晚用较热的水泡脚 15 分钟，水要没过脚面，以预防感冒。

第十九节 霜降：露结凝成霜，晚秋皆沧桑

霜降是二十四节气中的第十八个节气，每年 10 月 23 日前后，太阳到达黄经 210°时即为霜降。露凝结成霜，空气中的水蒸气在地面或植物上直接凝结形成细微的冰针，形状为六角形的霜花即为"霜"。《月令七十二候集解》中有关于霜降的记载："九月中，气肃而凝，露结为霜矣。"随着霜降的到来，很多农作物已经丰获，不耐寒的植物将停止生长，草木也开始落黄，呈现一派晚秋的沧桑景象。

1.霜降的气候——初候豺乃祭兽，二候草木黄落，三候蛰虫咸俯

"初候豺乃祭兽"，豺这类动物开始捕食猎物，筹备过冬的粮食；"二候草木黄落"，草木枯黄，树叶纷纷掉落；"三候蛰虫咸俯"，冬眠的动物也藏在洞中不动不食，逐渐进入冬眠状态。霜降是秋季的最后一个节气，霜降之后，天气逐渐变冷，寒风也比之前来得更加猛烈了。霜降是秋季到冬季的过渡节气，因此晚上的气温有时可低至 0℃，但白天气温相对高一些。这时的大自然可谓是"千树扫作一番黄"，呈现一派晚秋景象。

2.霜降的养生——御寒保暖护身体，耐寒锻炼强体魄

（1）御寒保暖，预防心脑血管疾病

霜降时节露水凝结成霜，气温骤降，到了预防呼吸系统、心脑血管疾病的时间了。由于一天中会有很大的温差变化，冷空气如果突然侵袭会导致温度骤降，且天气冷热交替太快，加重了心脏负荷，而有慢性基础病的人群不能较快地适应这种气候变化，因此要注意及时添加衣物，做好御寒保暖工作。

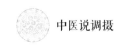

（2）耐寒锻炼不可少

秋季为何要适当行耐寒锻炼呢？有研究发现，耐寒锻炼有助于改善大脑皮层对体温的调节作用，通过耐寒锻炼，人体骨骼肌的产热量会明显地增加，人体的新陈代谢加快，有助于促进血液循环，增强血管弹性，可提高人体免疫功能。耐寒锻炼可从用冷水洗脸开始，帮助人体更好地适应水温、气温的变化。每天的户外锻炼时间应至少保持在 20 分钟，注意不可为了锻炼耐寒力而盲目减衣，刚开始运动时要多穿些衣服，且衣服要轻软，不能过紧，热身后可脱去一些厚重的衣服。由于气温较低，锻炼时不要大口呼吸，以免冷空气直接刺激呼吸道。

第二十节　立冬：立冬看前夕，衣袖伴寒风

立冬是二十四节气中的第十九个节气，也是冬季的第一个节气，每年的 11 月 7 日或 8 日，太阳到达黄经 225° 时即为立冬。《月令七十二候集解》说"立，建始也"，又说"冬，终也，万物收藏也"，意思是秋季作物全部收晒完毕，收藏入库，当下万物都以"收""藏"为主旋律。在这个时节，大自然呈现一派安宁的景象。

1. 立冬的气候——初候水始冰，二候地始冻，三候雉入大水为蜃

"初候水始冰"，水已经开始结成冰；"二候地始冻"，大地逐渐进入冻结状态；"三候雉入大水为蜃"，海边可以看到与野鸡的线条及颜色相似的大蛤。立冬时阳气潜藏，阴气盛极，草木凋零。说到"冬"，自然就会联想到冷，而立冬作为冬天的开始，气温下降明显，但是由于地表贮存的热量还有一定的剩余，一般白天不会非常冷。

2. 立冬的养生——顺应自然之变，养阳补肾

（1）顺应阴阳，合理养生

立冬时节阳气藏于内，阴气极盛，随着自然界的变化，人体的阳气也开始潜藏在体内。起居方面的养生原则为"无扰乎阳，早卧晚起，必待日光"，早睡晚起，保证充足的睡眠，有利于阳气的潜藏、阴精的蓄积。衣着应以温暖舒适为原则，保暖的衣服就如养生的妙药，但在立冬时节，天气还未达到极冷的程度，所以也不可穿得太厚。运动方面，在立冬要趁着大地还有一丝余温，坚持进行体育锻炼，以养肝补肾，舒筋活络，畅通气脉，增强自身抵抗力，可以选择散步、打球、做操、慢跑等，也可进行游泳健身。

（2）立冬补肾

《黄帝内经》说"肾者，作强之官，伎巧出焉"，意在说明肾脏的重要性。肾藏精气，为脏腑阴阳之本、生命之源，故被称作"先天之本"。五脏对应五季，应顺应自然界的发展规律在冬季养肾。可以借助立冬的阳光晒一晒腰背部，以利阳气的收存。此时养肾必然需要选择可祛寒与温运补益阳气的食物，如木耳、黑豆等。睡补也是补肾的高效之法，要保证充足的睡眠，避免过度疲劳，使气血生化调和。注意节制房事，否则会消耗大量精血，应当行事有度，节欲保精。

第二十一节 小雪：轻盈弄舞姿，水墨画风景

小雪是二十四节气中的第二十个节气，每年 11 月 23 日或 24 日，太阳到达黄经 240°时即为小雪。《月令七十二候集解》载："十月中，雨下而为寒气所薄，故凝而为雪。小者未盛之辞。"小雪节气的到来代表着降雪的开始，天气寒冷，雨变为雪，但此时降雪量还不大，未到大雪纷飞的程度，只偶尔可看见纷纷扬扬的小雪花。

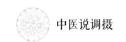

1. 小雪的气候——初候虹藏不见，二候天气上升地气下降，三候闭塞而成冬

"初候虹藏不见"，此时下雪较多，没有了雨水，彩虹也就看不见了；"二候天气上升地气下降"，天之阳气上升，地之阴气下降；"三候闭塞而成冬"，由于阴阳不交，天地不通，所以天地闭塞而转入严寒的冬天。地面温度常保持在0℃以上，草木已尽数凋零，天气变化快，气候阴冷，只可在空中看见纷纷飘雪，地上却无积雪。

2. 小雪的养生——调畅情志防抑郁，润燥清火身体好

（1）小雪时节，谨防冬季抑郁

小雪节气的到来，意味着天气已经渐冷，此时北风凛冽，草木凋零，阳气潜藏，阴气旺盛，人体缺乏足够的光照，易出现情绪波动，严重时可导致冬季抑郁，因此应在小雪未进深冬之时做好情志的调养。第一，合理运动，劳逸结合。可以利用闲暇时间多到空气清新的地方跑步、散步、跳健身舞、练太极拳，每天坚持1～2小时的户外活动可有效预防抑郁。第二，常晒太阳。在太阳出来的时候出门走一走，晒一晒太阳，下雪天天气阴沉时可尽量把房间调成暖亮色系，以减轻或消除抑郁感。第三，寻找情绪宣泄渠道。当心情沉闷、抑郁时，可通过转移注意力、向朋友倾诉等方法来宣泄，也可通过听音乐、读书等方式平复心情，注意应避免抑郁情绪的长期积压。

（2）常润燥，清内火

小雪天气渐冷，北方大多数地区都已开放供暖，室内相对温暖，再加上人们捂得严实，体内的热气很难散发出去，就容易生"内火"，也就是我们常说的"上火"了。在使用供暖设施时，要注意保持室内的湿度，可根据居室的大小合理选择加湿器，也可在居室内放置一盆清水，或悬挂一件半湿的衣服。俗话说"冬吃萝卜夏吃姜，不找医生开药方"，饮食上应选择清淡或能够提供热量的食物，如白菜、萝卜、黑豆、黑芝麻、黑枣、黑木耳等。

第二十二节　大雪：纷飞入户下，大地银装裹

大雪是二十四节气中的第二十一个节气，每年的 12 月 7 日或 8 日，太阳到达黄经 255°时即为大雪。大雪，顾名思义，代表雪量很大，比起小雪时节这时已经可以用"大雪纷飞"来形容了。《月令七十二候集解》说："至此而雪盛矣。"大雪时节，雪不仅下得大，降雪的范围也很广，甚至有的地区会出现暴雪。

1. 大雪的气候——初候鹃鸥不鸣，二候虎始交，三候荔挺出

"初候鹃鸥不鸣"，此时天气寒冷，鹃鸥也不再鸣叫了；"二候虎始交"，此时阳气已有所萌动，老虎随着丝丝阳气的产生开始有求偶行为；"三候荔挺出"，荔挺为兰草的一种，也因感受到阳气的萌动而抽出新芽。大雪时节的降雪天数和降雪量较小雪节气增多，地面上渐有积雪，天气已十分寒冷，人们也纷纷披上厚厚的棉袄，大地冰封，河塘冻结。古诗有云"千山鸟飞绝，万径人踪灭。孤舟蓑笠翁，独钓寒江雪"，此时的大地恐怕仅有"一树寒梅独自开"了。

2. 大雪的养生——运动数冬泳，护好头脚胸

（1）大雪季冬泳，全身来运动

冬季游泳逐渐成为一种时尚的冬季运动，在一定程度上还能有效提高人体的免疫力，提高心血管系统的功能。但冬泳应注意量力而行，下水前一定要让各个关节得到充分的活动，进行肢体伸展运动，热身后可帮助人体更好地适应水温，准备活动时间以 5 ～ 10 分钟为宜。结束后应注意保暖并立即将全身擦干，穿好衣服后通过慢跑或原地跳动的方式恢复体温。需

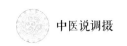

要注意的是，不是所有人都适合冬泳，一定要在专业医生的指导下进行。

（2）护好头胸脚

大雪以后天气逐渐变冷，注意保暖是非常重要的。中医学认为，人体的头、胸、脚三个部位最容易受到寒邪的侵袭。外出时要戴好帽子和围巾，避免头部受凉，特别是额头部。冬季泡浴可有效祛除寒气，促进气血运行，疏活经络，起到温肾补阳的作用，可先从泡双脚开始，待脚部暖和后，逐渐向身上淋水，给身体一个逐渐适应的过程，还可在专业医生的指导下加入生姜等药材进行药浴。脚上的穴位有几十个，因此足部保暖对于全身保养来说是非常重要的，用中药泡脚可以促进下肢的血液循环，以消除全身疲劳和改善睡眠。

第二十三节　冬至：饺子包成排，汤圆滚滚来

冬至是二十四节气中的第二十二个节气，每年的12月21日至23日之间，太阳黄经到达270°时即为冬至。12月21日是冬至日，这天太阳直射南回归线，北半球白天最短，黑夜最长，数九寒天从冬至开始。《汉书》说："冬至阳气起，君道长，故贺。"过了冬至，白昼一天比一天长，阳气回升，应该庆贺。冬至也是一个传统节日，很多地方都有吃饺子的习俗。冬至过节的习俗源于汉代，盛于唐宋，一直流传至今。

1. 大雪的气候——初候蚯蚓结，二候麋角解，三候水泉动

"初候蚯蚓结"，天气的寒冷使蚯蚓在地下仍被冻得僵作一团；"二候麋角解"，麋的角到了自然脱落的时候了；"三候水泉动"，地下的泉水或井水已按捺不住开始向上冒。冬至时节气温依然较低，但是自然界中的阴气逐渐转衰，阳气在悄悄地萌芽。冬至日也是冬日之暖日，相传故宫在冬至日

可见一缕阳光直射进乾清宫大殿，折返照耀在龙椅上，这种情况在古代被视为吉兆。

1. 大雪的养生——防风防寒防冻伤，节欲保精肾气足

（1）防寒保暖勿冻伤

民间有传说，冬至日如果不吃饺子，耳朵就会冻伤。低温寒冷的天气容易造成人体冻伤，因此防冻准备在小、大寒之前就要未雨绸缪。大雪时节应穿好保暖性能好的衣物，保暖设备应配置齐全，还要合理利用口罩、手套、耳套、帽子等对裸露的皮肤进行保护，气温下降时，要及时增添衣物。注意保暖勿受潮，衣服、鞋袜等要保持干燥，若衣物潮湿要及时更换。适当进行体育活动，促进血液循环，避免长时间静止不动。如果不幸冻伤，应及时到医院接受治疗。

（2）房事有度，节欲保精

"壮而声色有节者，强而寿"，冬季本就寒冷，阳气藏于内，此时不可过度消耗精气，要根据自身实际情况节制房事，以防因房事不节而损伤肾气。唐代医学家孙思邈说"男子贵在清心寡欲以养其精，女子应平心定志以养其血"，冬季节欲保精才是正确的养生之道。

第二十四节　小寒：三九信风来，游子归故乡

小寒是二十四节气中的第二十三个节气，每年1月6日左右太阳运行到黄经285°时即为小寒。《月令七十二候集解》说"月初寒尚小……月半则大矣"，指小寒处于"二九"的最后几天，小寒之后再过几天才进入"三九"。俗话说"小寒连大寒，冷气不得走"，可见小寒预示着真正寒冷的时间到了，小寒到大寒这一时段的气温是全年最低的。

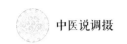

1. 小寒的气候——初候雁北乡，二候鹊始巢，三候雉始雊

"初候雁北乡"，此时阳气已动，大雁已经开始陆续启程向北迁移；"二候鹊始巢"，喜鹊此时因感受到些许阳气，开始搭建自己的巢窝；"三候雉始雊"，野鸡也因感受到了阳气而开始鸣叫。民间有很多形容小寒时节天气寒冷的谚语，比如"三九、四九冰上走""小寒、大寒冻作一团"等，这一时节虽然阳气已开始萌发，但寒冷依旧是主旋律，有的地方此时依旧大雪纷飞。

2. 小寒的养生——有效抗寒，补养肾阳

（1）三九时节养肾阳

进入三九寒天之后，人体的阳气也会受到寒邪更猛烈的侵袭，此时如果肾阳不足，就比较容易引发疾病。这时很多人会盲目补肾，自行购买市面上的补肾药物，但这其实是不适当的做法。补肾应先分清阴阳虚实，肾阴虚的人应选用有滋阴功效的食物，如海参、银耳、枸杞子、甲鱼等；肾阳虚的人则需要选择有温补肾阳功效的食物，如羊肉、肉桂等。三九是养肾阳的好时节，应合理选择相应的食药。

（2）小寒虽寒，以动抗寒

中医学认为肾主骨，骨为肾之余，冬季坚持锻炼，让身体动起来，能起到补肾养肝、舒筋活络的作用。运动前一定要进行热身，可提高身体对寒冷天气的适应力，以防出现肌肉损伤。运动时常常容易呼吸急促，因此最好不要用口呼吸，否则寒冷的空气会经过口腔直接到达肺部、胃部，引起身体不适。

第二十五节　大寒：岁末沧海寒，画楼春日长

大寒是二十四节气中的最后一个节气，每年 1 月 20 日左右太阳黄经达 300°时即是大寒。《授时通考·天时》引《三礼义宗》载："大寒为中者，上形于小寒，故谓之大。自十一月一阳爻初起，至此始彻，阴气出地方尽，寒气并存上，寒气之逆极，故谓大寒。"这个时候已过三九到四九，大寒以后，立春的到来使天气渐暖，至此完成了一个循环。

1. 大寒的气候——初候鸡乳，二候征鸟厉疾，三候水泽腹坚

"初候鸡乳"，大寒节气到来，母鸡便可以孵出小鸡了；"二候征鸟厉疾"，鹰隼之类的鸟类开始盘旋于空中伺机捕猎；"三候水泽腹坚"，水结成的冰此时最结实，特别是水中央的冰最为厚实。俗话说"大寒年年有，不在三九在四九"，这时候寒潮也日渐活跃，气温降低，甚至伴随大风，地面上的积雪久久不化，大自然呈现一派冰天雪地的景象，实为天寒地冻也。

2. 大寒的养生——顺应自然，养心迎春

大寒作为二十四节气中的最后一位，是一个循环的结束，也是新的循环的开始。养心先祛寒，在寒冷的冬季，人们往往会饮几小杯酒，温暖身心，但一定要注意不可过饮。此时正值过年，吃也成了主旋律，但在寒冷的天气下人的脾胃功能本就比较虚弱，若再食生冷寒凉的食物极易损伤脾胃阳气，因而此时应选择温热的食物，如养心除烦的小麦粥、益精养阴的芝麻粥等。新的一年即将到来，新的一个节气周期即将开始，让我们保持好的心情，以最好的心态迎接新的一年。

第十一章

活到天年，度百岁乃去

第一节　人老要服老，但人老心不老

生老病死是世间常态，当光阴从自己身边一点一点地溜走时，才发现岁月是多么不饶人。有的人感叹自己一生碌碌无为，有的人为自己未能完成的愿望而感到遗憾，有的人深深地陷进对以往岁月的怀念中。步入老年后，身体功能一点点地退化，让人感觉身体里的各个器官都不如年轻时有活力。因为这样的身体变化，很多人非常害怕死亡的到来，终日忧心忡忡，但也有人心态积极，在老年时也活出了年轻时的色彩。

说起人老心不老，蜀国大将黄忠就是这样一个人。黄忠是蜀国五虎将之一，不过史书中关于黄忠的记载比较少。黄忠起初是刘表手下的一名小将，在刘表被曹操打败后被收入曹操麾下，后来机缘巧合下与关羽结识，两人惺惺相惜。后黄忠加入蜀国，跟随刘备，常年征战。就这样一战又一战，渐渐地黄忠年事已高，很多人劝他可退出战场，颐养天年，但黄忠认为自己尚未老去，国有难，必迎之。黄忠一生征战无数，是一位不服老的大将，只要国家需要他，他必会勇往直前，鞠躬尽瘁。黄忠虽已年老，但其心不老。

70岁老人实现了自己的马拉松之梦，56岁的阿姨做了瑜伽老师，这样的实例数不胜数。心态对中老年人的影响非常大，如果你还沉浸在"人老"的悲伤忧郁之中，不妨试试下面几个小方法。

第一，走出去。走进大自然，去感受阳光的温暖，河流的热情，微风的温柔，去呼吸新鲜的空气。走进人群，去感受每个人的生活，去倾听别人的故事。

第二，学习一项新技能。人要不服老，要敢于去想，去学习新技能，比如学会下象棋，学会游泳，学会打太极拳，学会打八段锦，学会打五禽

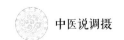

戏，每学会一项新的技能都能提升自信，心情自然也会愉悦起来。同时，学习这些技能可以帮助自己集中注意力，避免长期沉浸在同一种情绪中，使身心都健康。

第三，品茶。茶芳香怡人，不妨约上好友，找一处幽静的茶馆品品茶，如果再养有花花草草就更好了，在茶香与花香的氛围中与好友畅谈天下之事，可愉悦身心。

第四，养花养草养宠物。现在，许多中老年人由于子女都不在身边，常常感到寂寞孤单，伤心难过。养护花草可以很好地转移情绪，并且可在一定程度上安神清心。养宠物是现代比较流行的活动，可以起到很好的安抚情绪的作用，使老人的孤单感稍稍减轻。

积极乐观不服老是长寿的法宝。正如《黄帝内经》所说："内无思想之患，以恬愉为务，以自得为功，形体不敝，精神不散，亦可以百数。"以乐观积极的心态面对生活，是年过百岁之必备。

第二节　适量运动延年益寿

"生命在于运动"，运动是长寿妙法之一。运动能促进人体的新陈代谢，增强人的体质。《吕氏春秋》说："流水不腐，户枢不蠹，动也。形气亦然，形不动则精不流，精不流则气郁。"从古时候起，人们就开始了对运动的探讨，从最早的调息运动开始，到后来演变出了一系列中医传统健身功，如八段锦、五禽戏、太极拳等。

下面我们以五禽戏为例，通过对五禽戏的讲解可了解中医传统功法中呼吸与形体相结合的特点。五禽戏最早是由华佗所创，模仿虎、鹿、熊、猿、鸟五种动物的动作进行锻炼。

1. 虎戏

先左动，自然站立，左脚向左跨，右手向左上方划弧横于前额，注意手应成虎爪形，掌心向下，左手横置于后腰处，掌心向上，身向左扭动，眼看右足跟，然后抬头，坚定地注视一个地方。后右动，方向相反，动作相同。

要领：此功法对呼吸的要求较低，重点在于爪形及做全套动作时的神态要像老虎捕食一样凶猛，可有效改善腰背疼痛。

2. 鹿戏

先左动，自然站立，左腿起步踢出，上体前倾，脚掌距地一拳，右腿微屈，成剪子步，右臂前伸，腕部弯曲，手成鹿蹄形，指尖下垂与头平，左臂于后，距腰一拳，指尖向上，眼为斜视。后右动，方向相反，动作相同。

要领：鹿本就是喜静的动物，故在锻炼时要注意动作之间的连贯及微收动作时的静谧之态。此功法可有效补肾气。

3. 熊戏

右膝稍弯曲，左肩向前下晃动，手臂随之慢慢向下沉，然后右肩稍向后外舒展，右臂稍上抬，左膝弯曲，右肩向前下晃动，手臂随之慢慢向下沉，左肩稍向后外舒展，左臂稍上抬。如此反复晃动，模仿熊的动作。

要领：配合腹式呼吸法，每一次肩臂的交替都随着呼吸进行，动作沉稳，轻巧，行云流水。熊戏功法重在养脾胃。

4. 猿戏

先左动，自然站立，左腿迈出，足跟抬起，脚尖点地，右腿微屈提步，左臂紧贴乳下，指尖下垂成猿爪形，右臂弯曲上抬，右手从右脑后绕至前

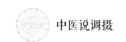

额，拇指与中指并拢，眼为动视。后右动，方向相反，动作相同。

要领：猿与人相似，此功法重在动作之间的变换，身心协调，练功时要像猿一样灵活敏捷。此功法可强心肺。

5. 鸟戏

先左动，两脚平行站立，两臂自然下垂，左脚向前迈一步，右脚随之跟进半步，右脚尖点地，同时两臂慢慢从身前抬起，掌心向上，与肩平时两臂分别向左、右两侧举起，随之深吸气，两脚并拢，两臂自侧方下落，掌心向下，同时下蹲，两臂在膝下相交，掌心向上，随之深呼气。后右动，方向相反，动作相同。

要领：鸟能够展翅飞翔，此套动作模仿鸟类的展翅动作，使形神一体，可有效调气血、通经络。

除了传统运动，现代运动也有强身健体的功效，比如散步、快走、游泳、打球、登山等，但是对于老年人来说，要以动静结合的运动为主，不可过于剧烈。孙思邈在《备急千金要方》中说道"养性之道，常欲小劳，但莫大劳，及强所不能堪耳"，运动要根据自己的身体素质合理进行，达到一定强度之后要进行适当的调整，否则过劳反而会伤身。

第三节 懂点中医人长寿

历史上，寿命过百的人有很多，如唐代医家甄权、药王孙思邈等。彭祖是先秦的一位道家先驱者，据说彭祖活了八百岁，虽然在年龄方面有争议，但即使没有八百岁，也必然是长寿之人。据清《永泰县志》12卷记载，陈俊，字克明，福建永嘉山区汤泉村（今永泰县梧桐镇汤埕村）人，生于唐僖宗中和辛丑年（881年），卒于元泰定甲子年（1324年），终年443岁。

在这么多位长寿老人身上我们可以发现一个共同点，就是他们都善于养生。中医思想海纳百川，吸收了儒家、道家等的思想精华，经与阴阳五行等理论的融合形成了现在的中医基础理论。那么，为什么懂点中医知识会帮助人长寿呢？

懂中医知识的人知道养生的重要性。人的生命之于自然界是坚强的，因为身体本身的调节能力在一般情况下足以适应自然界的气候变化。但生命同样也是脆弱的，在一定情况下，自然界中的六气可变为六邪。如果不注重养生，体内正气不足，邪气就会趁机侵入，引发疾病。如果不注重养生，随着年龄的增长，脏腑功能在我们日复一日的消耗中会变得更容易衰退。

懂中医知识的人会养生。他们了解阴阳，了解五行，了解阴阳消长与四时之变。当自然界的气候发生变化时，他们知道如何去尽快适应，在起居饮食上都能很好地根据四季更替、节气变化，甚至每一天的变化来进行调整，这样就可增强体内正气，以更好地抵挡外邪入侵。

其实，自古代起就有很多君王研究如何能够延年益寿，秦始皇五次下海寻仙，汉武帝仙人承露等，都是希望可以过百岁而长生不老。现代人也是一样，大家都希望能够延年益寿，但其实真正的延年益寿秘诀就藏在日常起居之间，懂点中医知识，了解点养生方法，有助于延年益寿。

第四节　别把疾病太当事儿

有一位年过八旬的老人由于右下腹疼痛就诊，经过一番检查确诊为胰腺癌。这是一个被称为"癌症之王"的疾病，生存率极低，而且病情发展非常迅速，家人们考虑再三，没有告诉老人得的是癌症，毕竟高龄老人很难忍受化疗带来的痛苦，所以老人一直以为自己得的是胰腺炎。就这样过

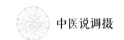

了一年又一年，老人在86岁那年安详地去世了，这时家人们才知道原来老人很早就知道自己得了癌症，但在这几年中，他常常微笑示人，坐在村口谈笑风生，等着孩子们回家。心理状态和对疾病的认知在一定程度上决定了疾病的预后。

疾病是我们生命中的一部分，没有人会一辈子都不生病。俗话说"三分治，七分养"，患病后应当积极配合医生进行治疗，用积极的心态面对疾病。

如果说人生有很多种财富，那么其实疾病也是一种财富，因为它能为我们敲响警钟。一位患有高血压的患者，由于平常没有明显的头痛、头晕症状，便依旧继续抽烟、喝酒，甚至连药也不按时吃，突然有一天早上刚起床就晕倒了，送到医院检查才发现患了轻度脑梗死，从此以后他戒烟戒酒，完全改变了自己以前的生活方式。这次的患病经历对他来说可以称得上是一笔多少钱都买不来的财富。正确认识自己的疾病，根据疾病向我们发出的信号检视自己，改掉自己生活中的坏习惯，这样对身体来说就多了一分照顾和保养。

以积极的心态面对生活，把自己的身体调整到最佳状态，别把疾病太当事儿！